GOVERNANÇA CLÍNICA
VALOR AGREGADO NO CUIDADO ASSISTENCIAL DE FORMA FÁCIL E ÁGIL

Editora Appris Ltda.
1.ª Edição - Copyright© 2023 da autora
Direitos de Edição Reservados à Editora Appris Ltda.

Nenhuma parte desta obra poderá ser utilizada indevidamente, sem estar de acordo com a Lei n° 9.610/98. Se incorreções forem encontradas, serão de exclusiva responsabilidade de seus organizadores. Foi realizado o Depósito Legal na Fundação Biblioteca Nacional, de acordo com as Leis n°s 10.994, de 14/12/2004, e 12.192, de 14/01/2010.

Catalogação na Fonte
Elaborado por: Josefina A. S. Guedes
Bibliotecária CRB 9/870

D541g 2023	Dias, Vânia Cristina Machado Governança clínica : valor agregado no cuidado assistencial de forma fácil e ágil / Vânia Cristina Machado Dias. 1. ed. – Curitiba : Appris, 2023. 115 p. ; 21 cm. Título da coleção geral. Inclui referências. ISBN 978-65-250-5117-8 1. Governança clínica. 2. Competência clínica. 3. Cuidados de enfermagem. 4. Hospitais – Credenciamento. I. Título. CDD – 028.5

Editora e Livraria Appris Ltda.
Av. Manoel Ribas, 2265 – Mercês
Curitiba/PR – CEP: 80810-002
Tel. (41) 3156 - 4731
www.editoraappris.com.br

Printed in Brazil
Impresso no Brasil

Vânia Cristina Machado Dias

GOVERNANÇA CLÍNICA
VALOR AGREGADO NO CUIDADO ASSISTENCIAL
DE FORMA FÁCIL E ÁGIL

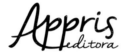

FICHA TÉCNICA

EDITORIAL	Augusto Vidal de Andrade Coelho
	Sara C. de Andrade Coelho
COMITÊ EDITORIAL	Marli Caetano
	Andréa Barbosa Gouveia (UFPR)
	Jacques de Lima Ferreira (UP)
	Marilda Aparecida Behrens (PUCPR)
	Ana El Achkar (UNIVERSO/RJ)
	Conrado Moreira Mendes (PUC-MG)
	Eliete Correia dos Santos (UEPB)
	Fabiano Santos (UERJ/IESP)
	Francinete Fernandes de Sousa (UEPB)
	Francisco Carlos Duarte (PUCPR)
	Francisco de Assis (Fiam-Faam, SP, Brasil)
	Juliana Reichert Assunção Tonelli (UEL)
	Maria Aparecida Barbosa (USP)
	Maria Helena Zamora (PUC-Rio)
	Maria Margarida de Andrade (Umack)
	Roque Ismael da Costa Güllich (UFFS)
	Toni Reis (UFPR)
	Valdomiro de Oliveira (UFPR)
	Valério Brusamolin (IFPR)
SUPERVISOR DA PRODUÇÃO	Renata Cristina Lopes Miccelli
ASSESSORIA EDITORIAL	Nicolas da Silva Alves
REVISÃO	Stephanie Ferreira Lima
PRODUÇÃO EDITORIAL	Sabrina Costa
DIAGRAMAÇÃO	Renata Cristina Lopes Miccelli
CAPA	Eneo Lage

Dedico esta obra ao meu filho, Francisco Machado Devasto, que é, de longe, minha inspiração de foco, trabalho e generosidade.

AGRADECIMENTOS

A gratidão não é só uma palavra solta postada em tantas páginas das redes sociais, a gratidão é um estado de espírito que nos proporciona uma visão de como fomos privilegiados em cada momento com situações, oportunidades e, principalmente, pessoas que cruzaram nossas vidas e nos transformaram, nem que seja só um pouquinho.

Agradecer é convidar para o brinde de felicidade, é celebrar o alcance de algo almejado e compartilhar a graça com aqueles que puderam, de alguma forma, contribuir na nossa jornada.

Quero manifestar minha gratidão à minha família, que me conhece e sabe o que significa a publicação desta obra na minha vida.

Quero, ainda, agradecer a todos os profissionais da saúde que me inspiraram a cuidar dos meus pacientes como se estes fossem os últimos pacientes na minha vida, a acolher os profissionais iniciantes e inexperientes com generosidade, e àqueles que me ensinaram que a excelência é um alvo móvel.

Quero agradecer aos meus professores, desde aqueles que me alfabetizaram com tantas dificuldades até aqueles que foram a grande inspiração de gestão, saúde pública, humanidade e ética. Alguns deles deixaram marcas que certamente poderão ser percebidas em frases nesta obra (Elza Latvenas, Sonia Chébel Mercado Sparti, Raquel Oliveira, Eliana de Paula Leite, Bartira Roza de Aguiar, entre tantos outros). Espero não os decepcionar.

PREFÁCIO

GOVERNANÇA DO CUIDADO

Negociações, fusões, aquisições, reestruturações... É possível afirmar que o mercado de saúde entrou em verdadeira ebulição na última década. A necessidade de fazer mais com menos recursos que há muito é realidade no ambiente de assistência pública e a elevada competitividade na medicina suplementar fazem com que os diversos *players* se organizem e estruturem-se cada vez melhor.

A alta hospitalar tornou-se um objetivo simplório e obsoleto. A assistência em saúde deve ser encarada como um ecossistema plural e diverso, para o qual devemos trabalhar em várias dimensões de forma coordenada e estratégica. Dessa forma, a governança do cuidado tornou-se uma ferramenta indispensável para a construção da excelência assistencial. Gestão de risco, efetividade e eficiência clínica, auditoria clínica e experiência do paciente são pilares fundamentais para construção da governança clínica e que são muito bem explorados pela autora, com linguagem acessível e objetiva.

"Organizações que veem o serviço de enfermagem como *commodities*, ou seja, produto bruto sem valor agregado, certamente, não conseguem entregar bons resultados assistenciais". Essa é uma das reflexões provocativas e absolutamente necessárias feitas pela autora. Encarar a realidade de forma crítica, como proposto por esta obra, é a única forma de modernizar os modelos de assistência.

Organizar, planejar, elaborar e monitorar fazem parte do escopo de trabalho da governança do cuidado. Materializar processos e operacionalizar conceitos podem parecer algo complexo e complicado. E realmente é! Esta obra pretende adargar o leitor para estes desafios, desde a discussão sobre a importância da comunicação até a complexidade da prática do *disclosure*, através do olhar cuidadoso da autora.

Por óbvio, construir um projeto de governança e torná-lo produtivo e eficiente é um desafio necessário para a atual realidade do mercado, público ou privado. Apenas instituições estruturadas com solidez, preparadas para oferecer uma jornada completa ao paciente, serão referência para os *stakeholders*, para os investimentos e para os protagonistas de todo este trabalho: as pessoas.

Dr. Victor Rodrigues

Formado pela faculdade de medicina de Petrópolis, Cardiologista e Cárdio oncologista pela Sociedade Brasileira de Cardiologia, Pós-graduado em Compliance e Auditoria em saúde e MBA em Gestão em saúde

APRESENTAÇÃO

Acreditação, efetividade clínica, valor agregado, experiência do paciente, indicadores, mortalidade predita, gestão de riscos clínicos, medicina baseada em valor. Tantos termos, tanta literatura separada e tão voltada para a engenharia ou para gestão.

Unificar todos os temas de uma forma a criar um contexto para a saúde foi o objetivo da criação da obra.

Tem sido um grande desafio para hospitais estruturar o processo de governança clínica com tantos novos processos não tão amigáveis para profissionais da assistência, porém extremamente necessários para a sobrevivência no mercado de saúde do Brasil.

As grandes pressões para inovação não somente de tecnologia, mas inclusive para as relações comerciais entre fontes pagadoras e, aqui especialmente, hospitais têm forçado as organizações a se prepararem para medir desfechos clínicos, fortalecer a eficiência clínica e inserir o paciente e seu relato de experiência como critério de avaliação.

Implementar toda essa cadeia sistêmica de processos não é tarefa fácil. Entretanto, a obra simplifica essa jornada saindo do ambiente teórico para uma reflexão mais operacional, com exemplos práticos trazidos da jornada de implementação desses processos em serviços que optaram pela consultoria como facilitadora do processo de implementação.

Trazer o dia a dia, o como operacionalizar a governança clínica, que na obra tem seu olhar ampliado para governança do cuidado, certamente tornará o processo fácil, ágil e menos traumático para a organização e, principalmente, para os profissionais envolvidos.

A obra traz, ainda, uma reflexão sobre escolha, elegibilidade e análise de indicadores assistenciais menos triviais, mais usados por organizações acreditadas em excelência, para que o leitor possa ter uma visão de desfecho e de sistemas de medição robustos e confiáveis.

A equipe de enfermagem é citada e provocada com relação à inovação, com foco em teorias de processo de enfermagem e em olhar ágil, dedicado, para fortalecer o valor agregado do serviço de enfermagem nos desfechos clínicos que permeiam as ações da governança clínica.

SUMÁRIO

1
INTRODUÇÃO 16

2
GOVERNANÇA, GOVERNANÇA CLÍNICA
E GOVERNANÇA DO CUIDADO 19
   2.1 Pilares da governança do cuidado 21
      2.1.1 Gestão de risco 21
      2.1.2 Efetividade e eficiência clínica 24
      2.1.3 Auditoria clínica 27
      2.1.4 Experiência do paciente 30

3
A COMUNICAÇÃO E O PLANO TERAPÊUTICO 33
   3.1 Metas clínicas 37

4
ASSISTÊNCIA DE ENFERMAGEM
E SEU IMPACTO NA GOVERNANÇA DO CUIDADO 39

5
OPERACIONALIZAÇÃO DO PROCESSO
DE GOVERNANÇA DO CUIDADO 45
   5.1 Planejamento e objetivos 47
   5.2 Liderança 50
   5.3 Atitude 51
   5.4 Padronização 52
   5.5 Eventos adversos em saúde 54

6
SISTEMAS DE MEDIÇÃO E INDICADORES 56
6.1 Definição de indicadores 58
6.2 Protocolos clínicos 61
6.3 Mortalidade 66
6.4 Experiência do paciente 67
6.5 Análise dos indicadores 68
6.6 Transparência com resultados assistenciais 73
6.1.1 Disclosure 75

7
USO DE TECNOLOGIAS 77

CONSIDERAÇÕES FINAIS 81

REFERÊNCIAS 84

1
Introdução

A governança do cuidado é a gestão da assistência com um olhar global e sistêmico, é planejar, medir e agir sobre o serviço de saúde que é oferecido, recebido e pago.

Acreditação, certificação, remuneração baseada em valor, saúde baseada em valor, qualidade, desfecho clínico, plano terapêutico, gestão de riscos clínicos e tantos outros termos do famoso idioma "qualitês", que têm ocupado as discussões no setor da saúde, ainda não são plenamente dominados entre os profissionais que, de alguma maneira, foram engolidos pela necessidade mercadológica de adaptação para a qualidade e, consequentemente, a excelência em saúde.

A governança, que anteriormente era um termo dedicado para a alta gestão e para relacionamentos comerciais, hoje é condição *sine qua non* para alcance dos melhores resultados em saúde, bem como para medir eficiência, por meio de evidências para atender um mercado cada vez mais exigente e desafiador.

O processo de governança clínica, que aqui usando uma licença para estender o conceito para governança do cuidado, assim serão alcançadas todas as esferas que têm relação e contribuição para os pilares da governança (experiência do paciente, efetividade e eficiência, gestão de riscos e auditoria clínica), traz um olhar bastante disruptivo e inovador para a prestação de serviços em saúde, desconstruindo conceitos culturais que dificultam a implementação de sistemas de medição de entrega de serviço (desfecho clínico e valor agregado) e da relação profissional de saúde e cliente/paciente/família.

Falar sobre o desfecho assistencial é atribuir o caráter de resultado do serviço em saúde prestado, que deve estar alinhado às expectativas daquele que faz uso do serviço, bem como com aqueles que o precificam ou remuneram.

Acompanhar os desfechos clínicos ou dos cuidados em saúde tem total relação com cuidado baseado em valor e, certamente, é interessante para todas as partes envolvidas nesse processo. Inicialmente, para o paciente, visto que o valor agregado seria a assistência ou o cuidado prestado sem danos, atingindo o resultado esperado, que no caso pode ser a cura ou controle da doença em curso. Por outro ponto de vista, podemos citar como parte interessada o prestador do serviço (pode ser o profissional de saúde), considerando o atual cenário que tende a migrar para a remuneração por *performance* e precisa compreender e ter recursos para medir o valor agregado da assistência prestada. Finalmente, para as fontes pagadoras, que hoje enfrentam a grande dificuldade de entender, medir e agir sob os desperdícios assistenciais e o custo de falhas da totalidade da cadeia terapêutica.

Os sistemas de medição para desfecho clínico não são simples. Para se entender todo o processo de medição, é importante o conhecimento sobre os riscos, sejam clínicos, assistenciais, de processos de saúde e toda a gama disponível de sistemas de medição.

Os profissionais de saúde, em especial, têm muita dificuldade com relação à importância do entendimento estatístico dos riscos, isso corrobora com uma reflexão extremamente superficial sobre análise e medição de desfechos relacionados à assistência em saúde, que muitas vezes, covardemente, é realizada exclusivamente pelo paciente, por meio de pesquisas de satisfação, mais focadas em conceitos de hotelaria e cordialidade sem, ao menos, ponderação sobre custos, desperdícios e danos evitáveis.

A governança do cuidado é o processo que operacionaliza a padronização assistencial, identifica, classifica e gerencia riscos clínicos/assistenciais, estabelece sistemas de medição de efetividade e eficiência e promove melhorias para a promoção da melhor experiência do paciente. Não é possível implementar esse processo sem conceitos de gestão de riscos, plano terapêutico, indicadores e uma reflexão sobre o papel da equipe de enfermagem no processo terapêutico. **A governança do cuidado é a gestão da assistência com um olhar global e sistêmico, é planejar, medir e agir sobre o serviço de saúde que é oferecido, recebido e pago.**

2

Governança, governança clínica e governança do cuidado

Uma organização sem maturidade em plano terapêutico, sem avaliação de metas clínicas mensuráveis e sem indicadores não consegue medir efetividade e eficiência clínica.

> Governança corporativa é o sistema pelo qual as empresas e demais organizações são dirigidas, monitoradas e incentivadas, envolvendo os relacionamentos entre sócios, conselho de administração, diretoria, órgãos de fiscalização e controle e demais partes interessadas. (INSTITUTO BRASILEIRO DE GOVERNANÇA CORPORATIVA, 2015, s/p).
>
> As boas práticas de governança corporativa convertem princípios básicos em recomendações objetivas, alinhando interesses com a finalidade de preservar e otimizar o valor econômico de longo prazo da organização, facilitando seu acesso a recursos e contribuindo para a qualidade da gestão da organização, sua longevidade e o bem comum. (INSTITUTO BRASILEIRO DE GOVERNANÇA CORPORATIVA, 2015, s/p).

Trazendo o tema para os cuidados em saúde, inicialmente, podemos citar a governança clínica no conceito britânico National Health System (NHS, 1997, s/p):

> Representa um modelo de gestão que busca a excelência nos padrões de assistência e serviços em saúde, e tem sido amplamente adotado desde sua criação em 1997. Salienta-se a abrangência e relevância desse modelo por intermédio de quatro pilares principais: qualidade técnica e desempenho dos profissionais, utilização eficiente dos recursos, gestão do risco de lesões ou doenças associadas à assistência e a satisfação dos pacientes com o serviço prestado.

Podemos não somente considerar a governança como clínica, mas com uma abrangência ampliada, considerando a inovação de conceitos ao longo desses 26 anos e ampliação do olhar para a governança do cuidado em saúde como um todo.

No cenário atual de 2023, vemos um forte conflito entre serviços hospitalares e fontes pagadoras (operadoras de saúde) para conseguir ter sustentabilidade, em um ambiente de uso indiscriminado de recursos de saúde, desperdícios, falhas assistenciais e culminando em baixa remuneração para os serviços de saúde prestados e glosas frequentes.

Existem muitas iniciativas para que se inovem os modelos de remuneração, saindo de uma prática de *fee for service* para outras maneiras, nas quais se possa avaliar e pagar por desempenho ou performance. Entretanto, o modelo de conta aberta ainda representa, em 2023, em torno de 90% das formas de pagamento para prestadores de serviços de saúde, aqui especialmente hospitalares.

Para que as fontes pagadoras possam migrar para outras modalidades de pagamento, especialmente aquelas que remunerem pela performance, é fundamental que o serviço, aqui especialmente o hospitalar, tenha um processo estruturado de governança do cuidado que possa medir sua performance.

A governança do cuidado é o processo que tem como objetivo definir as melhores práticas do cuidado em saúde de forma institucional e sistêmica, estabelecer sistemas de monitoramento e medição de processos assistenciais, monitorar e prevenir eventos adversos, medir e avaliar desfechos clínicos, custos assistenciais e experiência do paciente e, ao final dessa longa jornada, organicamente estabelecer os ciclos de melhoria.

O processo deve acontecer de forma estratégica, sistematizada e sistêmica, alcançando a organização de saúde como um todo.

A literatura traz cada vez mais itens para compor a estrutura da governança clínica ou do cuidado. Entretanto, aqui vamos refletir nas principais e que são as mais abrangentes. Podemos chamar dos pilares da governança do cuidado, ou seja, aqueles que sustentam o processo.

2.1 Pilares da governança do cuidado

2.1.1 Gestão de risco

Não há como falar de assistência sem falar sobre riscos. A identificação, classificação e gestão dos riscos em ambiente hospitalar não é uma prática tão rara. Entretanto, o que vemos é ainda muita imaturidade para com o tema, quando estamos falando de governança clínica e do cuidado.

Para a governança do cuidado, a abordagem sobre riscos deve considerar um olhar tanto estratégico, quanto operacional, ou seja, os riscos do processo de governança do cuidado, mas também o entendimento e promoção da gestão dos riscos clínicos de cada processo assistencial.

A visão global deve considerar os riscos sistêmicos, ou seja, risco de contratação de falsos médicos, risco de contratação de médicos ou outros profissionais criminosos, riscos relacionados à comunicação institucional da governança do cuidado, riscos de conflito de interesses relacionados à indicação de próteses e órteses, riscos na implementação de novas práticas clínicas e tecnologias, ou seja, olhar global, que abrange a operação da governança.

Os riscos clínicos devem ser refletidos na ponta do processo assistencial, ou seja, junto às especialidades, às equipes assistenciais e na elaboração dos protocolos e linhas de cuidado. O entendimento sobre os riscos clínicos, bem como o registo desses com barreiras de segurança por meio de pacotes de cuidados clínicos padronizados (prescrições padrão) ajudam muito no controle de riscos e nos sistemas de medição dos processos.

Na experiência com avaliação de prestadores de serviços de saúde na metodologia ONA, e não diferentemente em pesquisas em plataformas de busca, não é raro encontrar serviços hospitalares que tenham sua metodologia específica para identificar, classificar e realizar a gestão e controle de riscos. O que intriga é que muitos, eu diria quase todos, veem riscos em saúde de uma maneira muito superficial.

Vejamos as planilhas de riscos de ambientes hospitalares. Geralmente, são identificados riscos de queda, lesão por pressão, risco de flebites, de erro de medicação, de infecção, de perda de cateteres, entre outros da mesma natureza. Observemos que esses riscos estão muito atrelados às práticas assistenciais da enfermagem, como se, por algum motivo, somente sob a assistência da enfermagem, o paciente estivesse exposto a riscos, o que francamente não é verdade. Esses riscos devem, sim, ser identificados e gerenciados, mas não somente esses.

O tema gestão de riscos sob o olhar da governança clínica ou do cuidado merece um olhar bem mais profundo, considerando a prática clínica/assistencial em sua totalidade. Cada protocolo clínico, cada linha de cuidado e cada orientação de manejo clínico definida pela governança junto ao comitê técnico devem conter em seu escopo os riscos, especialmente os clínicos, identificados, classificados e gerenciados por meio de barreiras.

Vamos clarificar isso. A partir do momento que a organização define sua linha de cuidado, por exemplo, de Acidente Vascular Cerebral (AVC). No mapeamento do processo, cada etapa tem sua descrição de tarefas e deve conter, inclusive, os riscos identificados. Para cada conduta ou medida terapêutica oferecida ao paciente, deve se avaliar os riscos associados. Se a conduta é usar trombolítico, existe o risco clínico de sangramentos e de hipotensão. Diante desses riscos clínicos identificados, as barreiras seriam sempre descartar o Acidente Vascular Cerebral Hemorrágico (AVCH), por meio de realização de tomografia computadorizada e monitorar/medicar para manter níveis pressóricos seguros.

Outro exemplo é a administração de contraste. Cabe à governança do cuidado implementar protocolos que considerem os riscos clínicos de cada momento. Na administração de contraste, é importante que haja o mapeamento dos riscos relacionados, ou seja, nefrotoxicidade estratificada com a condição renal do paciente que vai receber o contraste. A partir da identificação dos riscos, devem ser padronizadas as medidas que assegurem os cuidados para com os riscos clínicos, aqui especialmente a proteção renal, que podem ser medicamentosos, realização de exame mediante a aplicação de preparação ou, mesmo, inelegibilidade a administração de contraste

Ou seja, para cada conduta sempre deve haver uma reflexão dos riscos clínicos associados, bem como definição das barreiras para conter os riscos. Isso deve estar registrado e padronizado.

Cabe à governança do cuidado promover sempre a reflexão dos riscos, em caráter multidisciplinar ou transdisciplinar, quando possível, padronizando barreiras e monitorando os desfechos, sempre em busca dos melhores resultados/desfechos clínicos assistenciais.

Fazer a gestão dos riscos clínicos não quer dizer que as barreiras implementadas são estáticas. Para cada situação, é importante a avaliação para a tolerância e apetite de cada risco, mas todas as decisões e escolhas devem estar pautadas em melhores práticas e avaliação rigorosa dos riscos. Eventualmente, diante da gravidade e urgência clínica, determinada barreira será suprimida diante da severidade de outro risco, de maior impacto, isso é fazer a gestão dos riscos buscando o melhor desfecho com o menor risco de dano.

Sempre que se define a trajetória clínica em protocolos clínico/assistenciais, além de todo pacote de medidas necessárias para se conter o problema ativo do paciente, é de extrema importância que a equipe que lidera a elaboração provoque a reflexão de avaliação de risco para cada momento assistencial, para cada copo de água que possa ser oferecido para que o paciente engula o medicamento por via oral. Essa reflexão provoca a equipe a elaborar protocolos e processos mais robustos e, certamente, bem mais seguros, não deixando a assistência solta.

2.1.2 Efetividade e eficiência clínica

De forma didática, a efetividade clínica trata-se do desfecho de um atendimento, isto é, o resultado entregue. Já a eficiência se refere à relação entre o benefício oferecido e seu custo.

Pensando na efetividade, é de extrema importância que se avalie a capacidade de identificação do problema ativo. Isso não vale somente para o profissional médico, mas, sim, para toda a equipe multidisciplinar.

Pensando em ambiente hospitalar, esse tema se choca um pouco com as expectativas do paciente que, por questões culturais, hoje tem tido uma tendência de gostar da hiperassistência. Pacientes gostam de exames de alta tecnologia e de avaliações de especialistas, mas, quando falamos de efetividade, nem sempre todo esse acesso é realmente necessário.

A identificação de problema ativo, ou seja, o que trouxe o paciente para o serviço hospitalar, bem como a raiz do problema ativo devem ser o foco das ações, ou seja, da conduta da equipe assistencial, logicamente avaliando riscos clínico/assistenciais e conforto. Quanto mais clara a identificação do problema ou da causa da busca assistencial, mais rápida será a recuperação/desospitalização do paciente. Para deixar isso muito claro, é fundamental a definição e registro do plano terapêutico e definição das metas clínicas. Assim, toda a equipe e, inclusive, o paciente/família terão como foco o objetivo do processo terapêutico e poderão tomar ações contribuintes para o desfecho esperado.

Deixar claras a expectativa e as metas clínicas melhora significativamente a jornada da totalidade dos envolvidos no processo terapêutico e, ao final dessa jornada, será possível avaliar a efetividade, ou seja, se o problema ativo foi resolvido. Esse é ponto desse pilar da governança do cuidado. Foi efetivo? Curou a pneumonia? A meta clínica que pode ser a expectativa de alta em quatro dias foi alcançada?

A próxima questão que viria seria: a que custo? Pensemos, aqui, não somente o custo, enquanto valor da conta hospitalar, mas custo com um olhar mais abrangente.

Ao definir claramente a proposta terapêutica, metas clínicas e expectativa de alta, a equipe, liderada nesse momento pelo médico assistente, deve evoluir para uma reflexão sobre a previsão de custo e de riscos de danos. A pergunta então seria: curou a pneumonia em 5 dias? Precisou retornar ao hospital em até 30 dias, após a alta por uma complicação do mesmo quadro clínico? Houve algum dano durante a internação (fratura por queda, desnutrição ou lesão por pressão)? Ou seja, curou, mas a que custo? Tanto no valor total da conta hospitalar ou conta para a operadora ainda no pós-hospitalar e o custo de qualidade de vida para esse paciente? Aí, já estamos avaliando a eficiência clínica, que é um dos pilares mais críticos da governança.

Uma organização sem maturidade em plano terapêutico, sem avaliação de metas clínicas mensuráveis e sem indicadores não consegue medir efetividade e eficiência clínica.

Nesse sentido, as instituições precisam avaliar quais modelos trazem melhores desfechos e identificar sua motivação. Pensemos aqui melhores desfechos como aqueles efetivos e de menor custo, lembrando que custo envolve dias de internação, escolha de indicação de insumos, indicação de medidas que agreguem valor e custo de qualidade de vida para o paciente, mesmo após a alta. Não adianta dar alta hospitalar em três dias, mas o paciente sair desnutrido, com sequelas de flebite ou com danos emocionais.

O processo de governança do cuidado pode ter diversas estratégias para acompanhar os desfechos clínicos/assistenciais e estabelecer alguns sistemas de medição para identificar *gaps* assistenciais e, com isso, estabelecer os ciclos de melhoria, mas vale a avaliação cuidadosa se o que se está medindo é de fato efetividade e eficiência.

Medir a efetividade e a eficiência não é tarefa fácil. Atualmente, há no mercado softwares que ajudam nesse acompanhamento. Entretanto, é preciso muita segurança em registros e investimentos em tecnologia para se ter dados confiáveis e que se transformem em informações com credibilidade.

A importância do pilar efetividade e eficiência clínica está totalmente ligada aos modelos de remuneração por performance, que são hoje um grande desafio de sustentabilidade das operadoras de saúde.

Muitos serviços hospitalares resistem a essa mudança da forma de pagamento, pois ainda acreditam que, se migrarem para a remuneração por performance, vão comprometer sua receita. Essa reflexão tem sua importância. O fato é que oferecer um serviço de saúde com custo comportável, sem danos e efetivo é ainda um desafio para hospitais no Brasil e no mundo. A falta de sistemas de gestão da qualidade, programas de gestão assistencial, falta de governança clínica ou do cuidado e tantos outros interesses envolvidos realmente comprometem essa evolução.

Independentemente dessa realidade, se não houver uma mudança desse modelo, as fontes pagadoras, terão que encontrar outras formas de se sustentar no mercado. Pagar pela ineficiência e pela falha não é interessante, nem para a operadora e muito menos para o paciente.

Cabe à governança do cuidado estabelecer sistemas de medição e acompanhamento da resolutividade, dos desfechos, avaliando a efetividade e a eficiência para identificar pontos de fragilidade ou falhas e estabelecer os processos de melhorias, sempre com os olhos sobre o processo clínico/assistencial sistêmico. Sem sistemas seguros de medição, as avaliações da efetividade e da eficiência ficam bastante comprometidas, ficam pontuais ou somente atreladas aos achados de auditorias e eventos adversos, que têm seu valor, mas ainda não são suficientes para avaliar o todo.

2.1.3 Auditoria clínica

> A Auditoria clínica é um processo de melhoria da qualidade que busca melhorar o atendimento e os resultados dos pacientes por meio de uma revisão sistemática do atendimento a critérios explícitos. Onde indicado, mudanças são implementadas e o monitoramento é usado para confirmar a melhoria na prestação de cuidados de saúde. (UNIVERSITY..., 2009, p. 1).

A auditoria clínica deve ser realizada por uma equipe qualificada para a atividade, que tenha *expertise* em assistência, conhecimento da boa prática estabelecida pela organização e que possua um instrumento norteador, ou seja, critérios que serão verificados em determinada periodicidade de verificação das amostras.

Para implementação da prática, é muito importante que já se tenha definido os protocolos e padrões de atendimento, senão, como classificar a conformidade daquilo que não é ainda um padrão de boa prática institucional?

O processo de auditoria clínica pode acontecer de maneira retroativa, ou seja, avaliar a jornada de determinado paciente no prontuário (amostra) com olhar crítico, considerando o cumprimento das fases assistenciais que o paciente seria elegível, de acordo com a patologia, sinais, sintomas e evidências clínicas e seus resultados.

Esse processo é bastante complexo, visto que a análise retroativa é baseada no registro, no prontuário do paciente, e sabemos que esse é um ponto bastante frágil na saúde do Brasil. A disponibilidade de prontuário eletrônico facilita consideravelmente o entendimento da cronologia da jornada, mas ainda não garante a qualidade do registro para que, de fato, o auditor clínico possa tirar as devidas conclusões relacionadas às condutas assistenciais oferecidas e à resposta clínica do paciente na totalidade dos prontuários.

A auditoria clínica é um dos elementos que pode colaborar para a mensuração da efetividade clínica. A partir dessa prática, é possível responder às perguntas: as melhores práticas, institucionalizadas por meio de protocolos, estão sendo seguidas? Os desfechos ocorridos são os desfechos preditos? Os riscos clínicos associados à terapêutica foram gerenciados?

A realização da auditoria deve considerar o caráter de cenários. Não é função da auditoria fazer julgamentos relacionados a escolhas feitas em momentos de urgência, mas, sim, se os protocolos ou melhores práticas foram seguidos. É muito importante separar o que é fazer uma escolha de risco, baseado na tolerância de riscos clínicos com desfechos desfavoráveis e falta de adesão às práticas assistenciais que culminam ou não em desfechos desfavoráveis. Avaliar escolhas é delicado e não deve ter caráter investigatório para encontrar responsáveis, e, sim, avaliar processos terapêuticos.

Toda análise de auditoria clínica deve gerar um relatório ou material que deve ser trabalhado pela governança do cuidado. O relatório final da auditoria clínica deve trazer quais foram os desfechos clínicos e seus contribuintes, que etapas não foram seguidas e seus impactos no desfecho, qual o grau de conformidade de protocolos clínicos e seus resultados, que modificações podem ou devem ser feitas nos protocolos institucionais para estabelecimento de ciclos de melhoria. Nessas análises, até riscos não clínicos podem ser identificados como potenciais ofensores para a conformidade de protocolos clínicos como falhas de sistemas de informação, falhas de suprimentos, entre outros. Ou seja, a auditoria clínica robusta gera um olhar global do status dos protocolos e linhas de cuidado na organização, quais os pontos mais críticos para execução da assistência e quais são os resultados, a partir da assistência oferecida no serviço.

Vale lembrar que a auditoria clínica não é uma ferramenta para procurar evento adverso. Entretanto, ela pode, sim, evidenciar eventos adversos e isso deve ser notificado pela equipe dedicada para isso (Núcleo de Segurança do Paciente) e deve evoluir com o processo de investigação. É importante separar uma auditoria para procurar causas de eventos adversos e uma auditoria para avaliação global da assistência proposta, oferecida e resultado obtido.

A auditoria clínica também pode acontecer de forma concorrente, ou seja, durante a internação do paciente. Por meio de uma visita ao leito e ao prontuário, avaliam-se os mesmos critérios, entretanto, ainda sem o desfecho final.

A auditoria concorrente é muito benéfica em casos de hospitalização prolongada, o auditor comumente encontra situações de obstáculos que podem ser eventos adversos (infecções ou complicações clínicas) ou riscos não clínicos (insumos atrasados, autorizações de procedimentos ou problemas com giro de leitos). Esses achados devem também ser tratados pela alta gestão, pois certamente comprometerão os resultados de tempo de permanência e mortalidade, que são indicadores de governança do cuidado.

O produto da auditoria clínica é um diagnóstico situacional da assistência oferecida e a auditoria sozinha não gera nenhuma melhoria. A partir desse relatório, a governança deve agir, ou seja, não é simplesmente responder ao relatório com justificativas, é estabelecer planos estruturados de ações, com identificação de causas raízes para que os achados não sejam recorrentes e o ciclo de melhoria se estabeleça.

2.1.4 Experiência do paciente

O tema experiência do paciente trouxe uma reflexão muito importante para o cenário da saúde. Por muito tempo, toda a decisão, autonomia e protagonismo do cuidado em saúde estiveram em posse do médico. Um termo muito usado quando ainda encontramos essa realidade de cuidado é que o serviço é "medicocêntrico".

Olhar para o indivíduo centro das ações terapêuticas envolve gasto de muita energia por parte dos envolvidos, pois é uma mudança cultural, uma mudança que compartilha poderes e responsabilidades e desconstrói uma imagem do médico plenamente decisor e do paciente plenamente passivo no processo terapêutico.

As iniciativas de participar o paciente das decisões terapêuticas trouxeram alguma movimentação para fomentar sua voz nas decisões terapêuticas, por exemplo, o termo de consentimento livre esclarecido. Entretanto, ainda não há um comportamento favorável dos profissionais de saúde para esse compartilhamento de decisões. Ainda citando como exemplo o termo de consentimento livre e esclarecido, muitas das vezes, eu diria quase todas, esse é oferecido por uma secretária e o paciente assina sem, tampouco, entender os riscos clínicos do procedimento para o qual está concordando.

A opinião do médico é, e deve ser, muito importante no contexto decisório da terapêutica em saúde. Entretanto, estamos longe do comportamento médico ideal para que esse profissional, de fato, esteja disposto a compartilhar de forma clara, objetiva e verdadeira os riscos e os benefícios da terapêutica proposta para pacientes e familiares, e aí sim, juntos, esses decidirem qual a terapêutica devem seguir. Isso vale também para o comportamento dos pacientes e familiares. O paciente ainda é, na maioria das vezes, extremamente passivo, mesmo nas situações de oportunidade de participar das escolhas terapêuticas.

Essa reflexão é só um prelúdio do pilar experiência do paciente. Falar de experiência do paciente é impossível, se a organização ou serviço de saúde ainda não tem o paciente no centro das ações, do cuidado em saúde, ou seja, se ainda tem toda a rotina da organização focada na agenda do médico, se tem horários fixos de banho de leito para atender a organização de tarefas da enfermagem, se ainda tem horários fixos de medicação para organizar a equipe de dispensação da farmácia, se mantém *overbooking* no centro cirúrgico para não perder agendamento de sala e expõe pacientes a jejum prolongado, se ainda não consegue chamar o paciente pelo nome dele ou, mesmo, se não dá informações para a família a cada mudança de quadro clínico. As situações supracitadas servem como claras evidências de que a organização ainda não consegue ter o paciente no centro.

Experiência do paciente é o que ele vive na jornada da internação hospitalar. Essa jornada deve ser sempre focada para atendê-lo, para suprir a necessidade do paciente. Logicamente, dentro de um contexto terapêutico, mas os serviços devem entender o que é importante e tem valor para o processo terapêutico do paciente e sua família. Para entender esse valor, o paciente deve ter voz, deve ser ouvido, deve ser protagonista da sua terapia, conhecer suas metas clínicas, conhecer o que deve alcançar para ir para casa, conhecer os riscos relacionados à internação e ter autonomia e empoderamento para pedir que qualquer pessoa lave as mãos antes de tocá-lo, visto que ele sabe que, se desenvolver alguma infecção, possivelmente sua internação será prolongada.

Para a governança do cuidado, esse tema ainda é muito subjetivo, ele se confunde muito com a satisfação, com as manifestações e reclamações, que merecem também a atenção e tratativas, mas a experiência está mais relacionada às ações voltadas à previsibilidade.

Vamos clarear um pouco isso. Conhecer o paciente, família, suas preferências, medos, contextos familiares, história clínica ou problemas que esse possa ter tido em outras internações (intercorrências ou experiências desagradáveis) ajuda muito para conhecê-lo. Realizar o planejamento terapêutico junto dele e fazer a importante e fundamental pergunta: se ele está de acordo, se o plano terapêutico (tomografia no terceiro dia, hemograma a cada dois dias, sair do oxigênio como meta em 3 dias) atende suas expectativas, é uma das maneiras de trazê-lo para o centro do cuidado e promover uma boa experiência.

Essa prática mobiliza toda a organização. E falo aqui dos profissionais da assistência. Mexe um pouco com poderes, com a perda da capacidade de decidir soberanamente e isso é difícil de se negociar. Não quer dizer que o paciente vai comer o que quiser e a qualquer hora, mas é desconstruir a maneira tão inflexível que as organizações e, principalmente, os profissionais da assistência se colocam para com as necessidades dos pacientes e que podem mudar completamente a experiência deles.

Além da promoção da boa experiência, acompanhar, monitorar a experiência dos pacientes, é um indicador estratégico da governança do cuidado. A cordialidade, a humanização no atendimento, todas as iniciativas de hospitalidade contam muito, mas o paciente no centro, com autonomia, é um dos pontos de medição dos sistemas de monitoramento desse pilar tão fundamental.

3

A comunicação e o plano terapêutico

Para que o plano terapêutico agregue valor, é preciso que ele realmente transforme a assistência fragmentada em uma assistência customizada para as necessidades daquele paciente ou usuário e que tenha metas mensuráveis, avaliáveis e resultados alinhados à expectativa da equipe, dentro das possibilidades relacionadas aos riscos clínicos e não clínicos.

A comunicação sempre foi um desafio na história. Desde os primórdios, a capacidade de se comunicar foi um elemento essencial para a evolução. Com o tempo, essa comunicação foi adquirindo formas mais claras e evoluídas, facilitando a comunicação não só entre os povos de uma mesma tribo, como entre tribos diferentes. As primeiras comunicações escritas (desenhos) de que se têm notícias são das inscrições nas cavernas 8.000 anos a.C.

A comunicação, entretanto, continua fundamentalmente a mesma: sinais e símbolos gráficos ou sonoros que representam ideias. O grande desafio é atravessar essa jornada e transmitir uma ideia, um raciocínio. Inicialmente, se ter uma ideia, transformá-la em elementos de comunicação que sejam eficazes, de tal forma a serem entendidos o mais próximo da ideia inicial.

Quando se busca conceitos sobre a ferramenta plano terapêutico, vê-se que, na maioria das vezes, esse é definido como uma ferramenta de comunicação, tanto entre a equipe, quanto para os pacientes ou usuários dos serviços de saúde prestados. De fato, o plano terapêutico por meio de relatórios sucintos, dentro de um determinado formato, é, sim, uma ferramenta de comunicação. Entretanto, ele não é somente isso, ele é bem mais que comunicação entre as partes, é uma ferramenta complexa, mas que tem a comunicação como cerne de seu advento.

O tema é muito complexo, especialmente aqui, pontualmente, no ambiente de assistência em saúde. A comunicação aparece como uma das falhas contribuintes para quase a totalidade das análises de causas raízes de eventos adversos assistenciais, sejam eles com danos leves ou catastróficos. Mesmo que alinhada a outras falhas, a comunicação está sempre citada, e não é para menos. A comunicação é uma habilidade que a maioria dos profissionais acham que dominam e, se pensarmos bem, especialmente os profissionais de saúde têm pouca ou nenhuma formação focada nessa especificidade.

Vemos atualmente em sites ligados à segurança do paciente abordando o tema comunicação com muito mais frequência. Metodologias, ferramentas, técnicas de comando, boas práticas, entre outras iniciativas para fortalecer a reflexão sobre o tema, mas ainda estamos assistindo a eventos adversos acontecerem e a comunicação ainda com oportunidades de ser melhorada.

Focando especificamente no plano terapêutico e lembrando que é uma ferramenta que tem o objetivo de planejar, nesse contexto, planejar em equipe, cabe lembrar que o paciente ou usuário está inserido nesse processo, como uma equipe pode planejar, ter uma estratégia, que nesse caso seria a cura ou a estabilização clínica, sem, contudo, alinhar expectativas, obstáculos, dificuldades, vantagens, recursos e estrutura separadamente, ou seja, sem uma comunicação ou, mesmo, sem negociar todas as variáveis?

A adoção do plano terapêutico, individualizado, multidisciplinar em serviços de saúde é uma iniciativa que deve ter como um dos focos a comunicação entre as partes, não somente a adoção obrigatória, na qual os profissionais devem escrever em um impresso estanque a data provável da alta, alguma meta, e toda a equipe assinar. É de extrema importância que a comunicação venha antes da implementação do plano terapêutico, pois é ela, mas não somente ela, que vai agregar valor à assistência prestada, vai fortalecer o olhar unidirecional da equipe e fomentar a transdisciplinaridade.

Não é possível que um nutricionista consiga prestar a melhor assistência para seu paciente, sem, contudo, conhecer a programação medicamentosa, os riscos de desnutrição associados a outras terapias propostas, sem avaliar o consumo energético planejado para a reabilitação, entre tantos outros pormenores, que são planejados por demais profissionais da equipe.

Lembrando, mais uma vez, a comunicação vem antes da adoção do plano terapêutico. Se a equipe assistencial não tem a cultura de se comunicar sobre a terapia proposta, alinhar e negociar processos assistenciais, o tal impresso do plano terapêutico servirá, talvez, para aumentar o montante de papéis do prontuário, mas certamente não agregará valor à assistência.

Para se comunicar de forma eficaz e aqui, especificamente, para planejamento individualizado da assistência, a equipe deve ter tempo dedicado para isso. A comunicação não pode ser somente por meio do prontuário, as metas devem ser negociadas entre as especialidades, até porque uma terapia interfere na outra. Se isso não for levantado como um risco para o fracasso das metas clínicas propostas, o desfecho não será o esperado.

As equipes devem ter alinhamento de expectativas, cada proposta terapêutica interfere na outra e como negociar isso sem uma comunicação eficaz?

Citando uma situação para melhor exemplificar. Um paciente tem uma meta calórica ou, mesmo, uma meta proteica diária, necessária para garantir a nutrição alinhada ao consumo relativo à patologia em curso, onde o nutricionista dimensiona a infusão, considerando um número médio de pausas para infusão de água. Entretanto, a equipe de reabilitação e o fisioterapeuta têm outras metas para esse paciente, todas relacionadas ao desmame ventilatório, e, diante disso, têm trabalhado exercícios respiratórios com uma frequência determinada para alcançar essas metas. Para executar os procedimentos, o fisioterapeuta, junto da enfermagem, pausa a bomba de infusão de dieta minutos antes, por conta do risco de vômito durante as manobras. Ao final do dia, se o paciente e o fisioterapeuta conseguirem alcançar a meta de exercícios respiratórios propostos, ele provavelmente não alcançará a meta calórica, pois as pausas não foram consideradas no planejamento de volume de infusão realizado pelo nutricionista. Se ambos não estudarem suas metas e alinharem um consenso, o desfecho esperado pode não acontecer, ou seja, ou o paciente respirará, conforme a meta e desnutrido, ou estará nutrido, porém ainda precisando de suporte de oxigênio, afinal, não pode fazer os exercícios, porque vomitou ou, mesmo, não foi permitido pausar a bomba de infusão de dieta.

O consenso da equipe sobre a terapia proposta é o equilíbrio de metas, a ponderação sobre a importância de cada uma delas para a experiência do paciente e o desfecho clínico favorável é a essência da visão holística do indivíduo, com necessidades particulares específicas e que, nesse momento, está na condição de paciente ou usuário do serviço de saúde.

Ainda refletindo sobre o consenso, o paciente é também um dos contribuintes para as ponderações, afinal, algumas metas são importantes para ele e algumas dependem muito da participação dele para alcance do desfecho favorável. O indivíduo, na condição de paciente, deve entender o plano terapêutico proposto, as expectativas e riscos e entender sua responsabilidade para com o desfecho, logicamente quando isso é possível. A comunicação no âmbito do plano terapêutico estende-se ao paciente, bem como à sua família, onde a equipe deve ter respeito à forma correta de comunicação, avaliando a capacidade cognitiva e intelectual, e construir uma troca de informações exatamente no nível adequado para cada indivíduo, bem como a transparência, verdade e objetividade. A verdade é igualmente terapêutica a qualquer estratégia clínica proposta.

O plano terapêutico multidisciplinar, com o protagonismo do paciente no centro das ações, é ainda um desafio operacional para as equipes de saúde, especialmente hospitalar. Equipes de saúde criam ferramentas gráficas, ferramentas tecnológicas em prontuários eletrônicos que garantem a obrigatoriedade do preenchimento do campo plano terapêutico. Entretanto, são poucas as ocasiões em que podemos encontrar o valor agregado da prática na assistência recebida pelo paciente. **Para que o plano terapêutico agregue valor, é preciso que ele realmente transforme a assistência fragmentada em uma assistência customizada para as necessidades daquele paciente ou usuário e que tenha metas mensuráveis, avaliáveis e resultados alinhados à expectativa da equipe, dentro das possibilidades relacionadas aos riscos clínicos e não clínicos.**

3.1 Metas clínicas

Todo plano terapêutico tem que ter metas. São as metas clínicas que devem ser alcançadas pela equipe e pelo paciente/família. As metas clínicas podem ser consideradas como as entregas parciais de um projeto, como se fossem etapas fundamentais para que uma nova fase possa ser iniciada. Estabelecer a meta clínica é pactuar com todos os envolvidos algo que deve ser alcançado, cada qual com sua estratégia terapêutica e, pensando no paciente, sua contribuição para o alcance da meta.

Ao estabelecer uma meta, é importante diferenciar meta de conduta. Meta é o que se quer alcançar, como alimentação por boca, interrupção de sangramento, 24 horas sem oxigenoterapia em repouso, ingestão de 70% da meta proteica diária, pressão arterial diastólica menor ou igual a 140mmHg por 24 horas etc. A meta é algo mensurável, é um objetivo que deve ser claro para todos da equipe e para o paciente.

Já a conduta é o que deve ser oferecido, enquanto terapia, para que se alcance a meta e a expectativa de alta. A partir do momento que se alcança a meta proposta, estabelecem-se novas metas clínicas até que se chega na alta, que pode ser de alguma unidade de cuidados ou, mesmo, do ambiente hospitalar. Sem o estabelecimento das metas, a equipe multidisciplinar fica exposta a um risco do processo assistencial, que é falta de foco nas ações, falta de alinhamento terapêutico.

A partir do momento em que a equipe começa a trabalhar dedicada para as metas clínicas, as ações e atividades terapêuticas começam a ficar mais customizadas e menos genéricas, fortalecendo a assistência individualizada.

As metas devem ser pactuadas em conjunto e registradas em prontuário, considerando, inclusive, o prazo para seu alcance. Situações em que a meta ou a expectativa de alta não são alcançadas, a equipe deve fazer reflexões de causas raízes, avaliando possíveis eventos adversos durante a jornada hospitalar ou, mesmo, se os planejamentos foram demasiadamente ousados, sempre considerando o aprendizado coletivo de cada oportunidade.

4

Assistência de enfermagem e seu impacto na governança do cuidado

Organizações que veem o serviço de enfermagem como *commodities*, ou seja, produto bruto e sem valor agregado, certamente não conseguem entregar bons resultados assistenciais, considerando os riscos clínicos inerentes da assistência.

Em meados da década de 1960, o Brasil viu a enfermagem lutar pelo conhecimento da profissão suportada pelo processo de enfermagem. Wanda Horta, enfermeira formada pela USP, defendia o processo de enfermagem como uma dinâmica de ações sistematizadas e inter-relacionadas, visando a assistência ao ser humano, baseada na teoria das necessidades humanas básicas do indivíduo.

Com base na resolução Cofen 358/2009, a operacionalização da Sistematização da Enfermagem dar-se-ia por etapas (anamnese e exame físico, diagnóstico de enfermagem, resultados esperados, prescrição de enfermagem e evolução de enfermagem).

Na década de 1980, o surgimento do sistema de classificação de enfermagem, americano e aliado a tecnologias, prometia uma maior agilidade na operacionalização das etapas do processo de enfermagem, trazendo uma relação de cuidados para cada diagnóstico de enfermagem identificado. O sistema ainda trouxe a classificação com resultados esperados, os quais são entendidos como *North American Nursing Diagnosis Association* (Nanda), *Nursing Interventions Classification* (NIC) e *Nursing Outcomes Classification* (NOC).

Atualmente, a taxonomia é a mais utilizada em serviços hospitalares pela equipe de enfermagem para elaborar e registrar o planejamento assistencial e tem forte adesão nos serviços hospitalares, estando atrelada ao pagamento de contas hospitalares e fiscalização do exercício profissional pelo conselho de classe.

Embora reconheçamos toda a jornada ao longo do tempo para o reconhecimento e a estruturação do planejamento de enfermagem para dar lastro ao trabalho da categoria profissional, por meio da autonomia do enfermeiro, estamos, ainda, enfrentando muita dificuldade no exercício da metodologia tal qual foi idealizada. Os métodos supracitados, especialmente o americano, infelizmente robotizam, sim, a atuação do enfermeiro enquanto prescrição de cuidados. Infelizmente, o método de relação entre NOC e NIC não é plenamente conhecido pelos profissionais, aqui especialmente os brasileiros. A falta de tempo para elaboração do planejamento assistencial e a escassez de soluções tecnológicas para relacionar o Nanda com o NOC e o NIC corroboram para adaptações tecnológicas ou não, planejamentos pouco customizados e robotizados.

De acordo com Marsico (2012), dentre os principais fatores que dificultam a implantação da Sistematização da Assistência de Enfermagem (SAE) estão: falta de conhecimento teórico sobre o processo de enfermagem, falta de conhecimento sobre a realização de exame físico e prescrição de enfermagem, sobrecarga de trabalho, insuficiência de recursos humanos, falta de tempo, de motivação, de comprometimento, resistência a mudanças e falta de credibilidade nas prescrições de enfermagem.

Refletindo sobre a falta de credibilidade da SAE (mais especificamente ao produto gerado, a partir da definição ou identificação dos diagnósticos de enfermagem), a prescrição de enfermagem da maneira que é operacionalizada hoje realmente pode ser desprestigiada de crédito, quando avaliamos o processo terapêutico e o valor agregado do serviço de enfermagem registrado na SAE.

Na prática de auditoria clínica, tanto retroativa, quanto concorrente, não é raro, nem tão pouco incomum, aliás é muito comum, encontrarmos a prescrição de enfermagem realizada e checada pela equipe, entretanto, com cuidados generalistas, rotineiros, sem foco no problema ativo da internação. Algumas situações chegam a ser constrangedoras, prontuários diferentes, problemas de saúde ativos, completamente diferentes, contudo, diagnósticos e prescrições de enfermagem exatamente iguais e generalistas.

É muito comum encontrarmos no dia a dia prescrições de enfermagem que, na verdade, são uma lista de atividades de rotina de qualquer unidade assistencial. O aprazamento, muitas das vezes, nem está registrado de forma objetiva. Um exemplo disso é a prescrição de verificação de sinais vitais. Um paciente interna para uma cirurgia eletiva, e na unidade de internação, há uma rotina de verificação de sinais vitais a cada seis horas (horários padronizados 8, 14, 20 e 2) Na prescrição de enfermagem, existe um dos itens — verificar sinais vitais M.T.N. (manhã, tarde e noite). Até aí, vemos já uma lacuna que pode gerar falta de entendimento. Mas, se continuarmos a auditoria, é bastante provável que a mesma prescrição com relação à rotina de verificação de sinais vitais continue até o dia da alta do paciente. Ocorre que esse paciente, no seu pós-operatório, não teve a reflexão na elaboração da SAE, que, sendo um pós-operatório, ele tem riscos relacionados ao procedimento cirúrgico e à anestesia recebida e deve ter na prescrição de enfermagem cuidados relacionados aos riscos, quanto ao ato cirúrgico e a recuperação anestésica. Isso posto, uma frequência de verificação de sinais vitais deve ser customizada, atrelada ao risco da situação. No entanto, a prática mais comumente encontrada é uma lista de cuidados, genéricos, e que tem pouco ou nenhum impacto no problema ativo e não agregam valor ao processo terapêutico.

O fato é que aqui não façamos tão somente uma crítica ao método utilizado para sistematização da assistência de enfermagem no Brasil, mas também o questionamento da capacidade de operacionalização da metodologia, respeitando o modo de como ela foi elaborada.

Pôr em prática o Nanda/NOC/NIC é não somente difícil do ponto de vista técnico, mas operacionalmente utópico para a realidade dos serviços de saúde. Essa realidade leva organizações a fazerem adaptações, que, muitas das vezes, não têm o objetivo de agregar valor à assistência, e sim atender às pressões do conselho da classe trabalhadora.

As adaptações que cito aqui são os famosos impressos prontos, *checklists* com diagnósticos de enfermagem generalistas, que direcionam para cuidados também rotineiros. Muitas vezes, esses impressos têm 3 a 4 linhas em branco para possíveis alimentações não citadas, mas dificilmente estão preenchidas.

Algumas adaptações estão em sistemas de informação, com gatilhos, onde ao selecionar diagnósticos, os itens de prescrição automaticamente são listados. Chamo a atenção para o grau de impacto desses itens de prescrição de enfermagem. Será que realmente agrega valor para o desfecho? Tem, de fato, relação com o problema ativo? Qual a relação da prescrição de enfermagem com as metas clínicas definidas em caráter multidisciplinar ou transdisciplinar do plano terapêutico?

É preciso inovar o pensamento sobre o registro da assistência de enfermagem para metodologias mais ágeis, mais inteligentes e que, de fato, agreguem valor na assistência.

O tema desta obra é governança do cuidado, e a palavra cuidado abrange todas as categorias de saúde que participam do cuidado. A enfermagem é parte fundamental. A enfermagem é a equipe que tem maior potencial no controle de danos no ambiente hospitalar, é a equipe que promove a hospitalidade, é o maior elo de comunicação da equipe multidisciplinar. Se a enfermagem não estiver inserida nos conceitos da governança do cuidado, esse projeto certamente fracassará. Deixemos de lado aqui questões sobre hierarquias ou mesmo de posições relacionadas a poderes, mas, sim, de decisões terapêuticas de objetivos comuns, sempre unificando olhares clínico/assistenciais.

Vale ressaltar que o serviço de enfermagem qualificado, dimensionado de acordo com o cenário de atendimento e com o paciente no centro da assistência, é sempre fundamental para desfechos favoráveis em ambientes hospitalares. **Organizações que veem o serviço de enfermagem como *commodities*, ou seja, produto bruto e sem valor agregado, certamente não conseguem entregar bons resultados assistenciais, considerando os riscos clínicos inerentes da assistência.** A enfermagem deve ter autonomia para decidir sobre dimensionamento, qualificação da sua equipe, saber medir seu próprio serviço, entretanto, deve, sim, estar atrelada a uma governança do cuidado, dedicando seu saber científico para alcance das metas clínicas e no melhor desfecho.

A enfermagem tem muito, muito, conhecimento sobre gestão de riscos e sobre previsibilidade, e assim mesmo deve ser. Como já citado, é a equipe mais preparada para controle de danos, entretanto, o método atualmente utilizado para operacionalização da intervenção terapêutica (prescrição de enfermagem) já se mostra com pouca credibilidade entre os profissionais da saúde, especialmente para aqueles que, na maioria das vezes, são os executores das intervenções (técnicos e auxiliares de enfermagem).

A causa disso não é tão somente o método, mas a maneira como ele deve ser operacionalizado, como já citei aqui. Em tempos de reflexões de metodologias ágeis e métodos *smarts*, a enfermagem precisa repensar o modelo de operacionalização da assistência proposta e fortalecer o conceito de valor agregado e a interação para com o alcance precoce de metas clínicas para o melhor desfecho clínico.

Na ciência dos riscos em fazer as críticas relacionadas à operacionalização da sistematização da assistência de enfermagem e à metodologia tão popular na categoria profissional, devo salientar que não há governança clínica sem enfermagem. A partir dessa verdade, é preciso usufruir aqui da liberdade de nomear esse processo de governança do cuidado. A governança, ou seja, gestão de riscos, efetividade e eficiência, auditoria clínica e experiência do paciente, não se faz sem a contribuição da equipe de enfermagem, entretanto, é preciso inovar esse processo para alinhar os saberes.

Para a implementação da governança do cuidado, para entendimento dos pilares efetividade e eficiência clínica, a enfermagem é peça-chave. Para esse pilar, o controle de danos, cumprimento de metas, gestão assistencial, vigília constante e registro de qualidade, a enfermagem é praticamente a dona desses tópicos. Nenhuma análise de desfecho será rica, se não for possível entender em que momento houve a primeira deterioração clínica. Nenhuma reflexão sobre paciente estar no centro do cuidado vale, se ele não se sente assistido 24 horas por dia (enfermagem).

Se a governança do cuidado não entender o valor dessa equipe, claro que reitero que essa equipe precisa evoluir e inovar no modelo assistencial do processo de enfermagem, a governança não vai ter sucesso.

5

Operacionalização do processo de governança do cuidado

É importante sempre a provocação das equipes para medir seus resultados, para fazer sempre melhor, para aprender de forma coletiva, no ambiente da organização.

Organização, planejamento, controle, direção e melhoria. Parecem termos de fácil entendimento para muitos profissionais, entretanto, o setor da saúde ainda tem fragilidades de operacionalização desses termos tão comuns no ambiente de gestão.

A formação dos profissionais de saúde no Brasil e no mundo é dedicada, obviamente, para o cuidado em saúde. Se observarmos as demandas curriculares, o conteúdo dedicado para gestão é pouco representativo.

Mesmo não sendo o escopo dos cursos de saúde, entender minimamente de gestão é importante, até para aqueles que trabalham exclusivamente na assistência. Fazer a gestão do cuidado é também assistência e gestão.

O Plano terapêutico pode também ser comparado ao planejamento estratégico da internação, estabelecendo entregas parciais (metas clínicas) dentro de um cronograma. A direção, no âmbito assistencial, é norteada pelos marcadores, como resultados de exames e sinais clínicos do paciente, que são controlados diante das ações planejadas. A melhoria, quando essa equipe faz estudos dos resultados e desfechos favoráveis em detrimento de outros com técnicas terapêuticas diferentes.

A gestão está inserida, mesmo que intuitivamente, na assistência em saúde, entretanto, em uma amplitude pontual, na análise de cada paciente individualmente.

Trazer essa reflexão para governança do cuidado é aumentar potencialmente a amplitude dessa gestão assistencial. Avaliar planejamentos, marcadores e indicadores e estabelecer ciclos de melhoria, a partir dos achados dos sistemas de medição, com estratégias e impactos sistêmicos e com liderança são o escopo do trabalho desse processo.

Implementar a governança do cuidado em qualquer serviço hospitalar não é tarefa simples. Para que esse processo seja robusto, é preciso planejamento e *expertise*, tanto em gestão, como em cuidado em saúde, e a inter-relação entre ambas as *expertises* é fundamental para o sucesso.

É bastante comum encontrar, aqui especialmente na condição de do exercício de consultores e avaliadores, serviços hospitalares que optaram por implementar a governança do cuidado (geralmente, chamada de governança clínica), iniciando por escolher um profissional médico do corpo clínico, com frequência, escolhem aquele experiente e com boa permeabilidade com os demais, definir um tempo de produtividade, geralmente de 4 a 6 horas por semana, para que ele se dedique para a função da governança. Diante da posse, começam a chegar demandas que anteriormente eram totalmente direcionadas para a diretoria técnica, por exemplo, a avaliação do corpo clínico, fazer relatórios e planos de ação para a equipe de auditoria de prontuários, responder a demandas de queixas de atendimento, convocação para reuniões relacionadas à padronização de insumos e medicamentos, receber os resultados relacionados a tempos de permanência, infecção hospitalar, tempo de liberação de alta até 10 ou 11 horas, entre outros afazeres com a equipe médica. Logicamente que isso, ou somente isso, não é fazer governança do cuidado ou governança clínica.

Para operacionalizar a governança do cuidado, é importante definir objetivos, estratégias, sistemas de medição e monitoramento ao longo do tempo. Fazer gestão de resultados assistenciais do serviço hospitalar e agir. Parece um tanto óbvio, mas é preciso olhar sistêmico de gestão, uso de ferramentas e liderança para se ter sucesso nessa jornada. Vamos estratificar um pouco cada uma dessas premissas para fortalecer a importância e a aplicabilidade delas.

5.1 Planejamento e objetivos

A organização que pretende implementar a governança do cuidado deve identificar claramente o que pretende alcançar com esse processo. Muitas das vezes, a implementação acontece por pressões externas, como atender a requisitos de programas de qualidade de fontes pagadoras ou, mesmo, atender a requisitos dos programas de acreditação, que atualmente são bastante dedicados para avaliação do processo de governança. Logicamente que não se espera que os objetivos estejam somente atrelados às pressões externas, mas essas não devem ser desprestigiadas na elaboração do planejamento.

O planejamento da governança do cuidado deve contemplar minimamente uma estrutura para execução, cronograma de atividades e entregas.

A estrutura da governança conta indispensavelmente com um profissional médico e mais um profissional para facilitar a permeabilidade com as demais categorias profissionais, que geralmente, e não obrigatoriamente, é um enfermeiro. Esses profissionais precisam conhecer e ter vivência e/ou experiência em gestão. São profissionais que terão que entender a identidade da organização e elaborar o planejamento estratégico da própria governança do cuidado.

A formação e/ou experiência desses profissionais, tanto na assistência, quanto na gestão, facilitarão muito na elaboração de um planejamento robusto bem como no andamento das ações, para que não seja mais um planejamento no papel, mas que não transforma os processos de trabalho.

A governança deve estabelecer o planejamento considerando inicialmente um diagnóstico situacional, ou seja, quais as principais demandas da alta gestão para com o processo.

Conhecer os indicadores da organização, os dados estatísticos, o perfil epidemiológico e conhecer também o perfil de profissionais. Isso é uma parte desse diagnóstico inicial e, certamente, vai clarear a visão do que precisa de gestão.

Se quisermos ter um olhar bastante enxuto e ágil, o planejamento da governança do cuidado nada mais é do que estabelecer aonde se quer chegar, com relação ao processo de governança, um cronograma de atividades e quais atividades são necessárias.

Para clarificar as ideias aqui, pensemos em uma situação hipotética, um exemplo simples e que possa clarificar o entendimento do que se espera numa implementação inicial.

No período de um ano, as entregas seriam

- Realizar primeira análise de desfecho da linha de cuidados da fratura de fêmur.
- Reduzir em 50% o atraso de sala cirúrgica em horário comercial.
- Implementar o plano terapêutico multidisciplinar institucional para a totalidade dos pacientes internados.

Parece pouco, mas não é. Para cada um desses objetivos, existe uma lista grande de entregas parciais que devem acontecer para que outro processo se inicie.

Pensemos no objetivo do plano terapêutico, quantas são as etapas até que ele esteja plenamente implementado?

O cronograma deve conter todas as etapas e as maneiras de se medir a evolução desse objetivo. Ou seja, elaborar a ferramenta ideal para registro do plano terapêutico, capacitar a equipe, customizar os sistemas de informação, se houver, testar a ferramenta, corrigir e melhorar, medir a adesão por meio de auditorias e estabelecer planos de ação para alcance da totalidade dos gaps. Um ano de trabalho, planejado e detalhado com quem fará cada tarefa, recursos necessários e metodologias que serão utilizadas. Isso vale para cada objetivo definido.

A definição clara dos objetivos da governança do cuidado é a base para a construção do planejamento das atividades, bem como o acompanhamento das ações ao longo do tempo. Vale lembrar que é de extrema importância considerar os quatro pilares da governança do cuidado (experiência do paciente, auditoria clínica, gestão de riscos e efetividade/eficiência) na definição dos objetivos, prestigiando cada um dos pilares no planejamento.

Outro passo importante é conhecer ou, mesmo, definir, se não houver, o organograma de especialidades. O acesso ao corpo clínico deve acontecer intermediado pela média gerência, ou seja, coordenadores, e a governança deve ter estratégias junto aos coordenadores.

Alinhamento e delimitação de funções com a diretoria técnica e diretoria clínica. Essa negociação é bastante complexa, pois a chegada desse processo não quer dizer que a governança resolverá todo e qualquer problema médico. A função da governança do cuidado é gerir o processo de atendimento, sobre a prática clínica, acompanhando resultados (desfechos) e agindo para melhorá-los de forma sistêmica. Portanto, contratação de médicos, elaborar respostas para conselhos de classe e realizar avaliação do corpo clínico podem, sim, ter a participação da governança do cuidado, entretanto, não é a função exclusiva dela.

5.2 Liderança

Além do conhecimento sobre gestão e sobre sistemas, a liderança é indispensável. O líder, seja ele nato ou desenvolvido para a competência, é aquele que consegue. A frase talvez pareça solta e de pouco significado, mas é assim que as pessoas da organização devem se lembrar, referenciar-se sobre o líder, é aquele que consegue, que acha o caminho que dá a direção para conseguir. O líder é o facilitador na resolução dos problemas do caminho.

Profissionais que lamentam as dificuldades a todo tempo, que, para cada solução, vê outro problema, que resolvem de forma pontual, sem expandir o olhar para a solução sistêmica e global, não servem nem para o cargo de governança, nem para qualquer cargo de liderança. O líder empolga, estimula a autoestima dos profissionais, faz com que esses se sintam muito orgulhosos dos resultados que promovem ou de ter participado de resultados favoráveis. O líder não comemora a vitória ou o reconhecimento por uma conquista da organização, o líder parabeniza a equipe pelo que ela conseguiu fazer, agradece à equipe por ter confiado nele e, assim, fomenta a vontade dos profissionais em quererem mais e mais.

O líder de sucesso tem a capacidade de seduzir e inspirar as pessoas para ideias inovadoras, mesmo aquelas que vão tirá-las da zona de conforto, as fará gastar muita energia e, ainda assim, sentirão que são privilegiadas por terem sido escolhidas.

Liderança na governança do cuidado está em amparar os profissionais na busca dos melhores resultados, em entender os desfechos favoráveis ou não, em discutir e ouvir ideias e propostas, mas sobretudo alinhar saberes em um modelo de gestão assistencial.

É importante sempre a provocação das equipes para medir seus resultados, para fazer sempre melhor, para aprender de forma coletiva, no ambiente da organização. A governança do cuidado tem que ter esse perfil agregador e de liderança para o aprendizado coletivo e para gestão de pessoas e processos.

5.3 Atitude

Agir. Diante de um bom planejamento, de estudos, entendimento sobre gestão de riscos, eficiência e efetividade clínica, experiência do paciente, o que se espera enquanto atitude do profissional da governança?

Ele precisa agir. Precisa ter cronograma de reuniões com chefes de especialidades para estabelecer quais protocolos clínicos serão implementados, em quanto tempo, quais serão os indicadores e quem são os responsáveis pela tarefa. Agir é fazer. Marcar a reunião, chamar as pessoas, ensinar como fazer, ajudar muito nas primeiras vezes de cada processo.

Além das reuniões, precisa ter periodicidade de avaliação de resultados clínicos. Precisa entender minimamente das principais patologias da organização (perfil epidemiológico) e entender qual o desfecho esperado e qual o desfecho ocorrido. Analisar, friamente e eticamente, cada caso que seja um *outlier* (dado de comportamento atípico, resultado muito diferente dos demais), que chame a atenção, estar informado dos casos mais críticos e acompanhar indiretamente ou mais diretamente.

Estudar. A cada caso clínico que mereça a avaliação da governança, seja por que houve um evento adverso que precisa de análise ou, mesmo, por demanda da família, esse profissional precisa estudar o sobre comunicação, sobre gestão, sobre comunicação de más notícias, sobre *disclosure* (processo de comunicação de evento adverso para paciente e família), sobre indicadores, sobre estatística, sobre *Environmental, Social and Governance* (ESG), pois agora ele é uma referência e qualquer nova estratégia da organização deve ter o parecer e o compromisso da governança para capilarizar qualquer inovação até a ponta.

O que se espera da governança do cuidado não é tão somente a opinião e nem, tampouco, a delegação de ordem para se realizar capacitação de determinada equipe ou do que deve ser feito, é a atitude para a transformação das pessoas e dos processos em busca da excelência.

5.4 Padronização

A padronização de processos é muito importante para as organizações, porque garante que a melhor forma de executar um determinado atendimento ou procedimento seja executada na totalidade das oportunidades. Uniformizar os processos não significa engessá-los, mas, sim, apresentar a maneira que melhor contribui para trazer o resultado desejado. Padronizar serve para ter a repetibilidade do resultado, com todos fazendo da mesma forma.

Como fazer análises de desfechos assistenciais (resultados), com estratégias completamente diferentes para perfis similares? Como melhorar algo que não se sabe o padrão?

Logicamente que nenhum paciente é exatamente igual ao outro, mas sabidamente todo paciente adulto que chega com dor aguda retroesternal é fortemente recomendado que se realize um eletrocardiograma, devido ao risco de infarto. Isso não tira a autonomia, isso padroniza a conduta baseada no risco clínico.

Falar em padronização em serviços é mais complexo que na manufatura, mas não é menos importante. O padrão de atendimento ou conduta no ambiente da assistência em saúde chamamos de protocolo clínico ou assistencial, linhas de cuidado, procedimento operacional padrão e, até mesmo, *bundle* (pacote de cuidados oferecidos simultaneamente). Os protocolos agregam valor da assistência da organização, desde que sejam baseados nas melhores práticas e em evidências científicas e tenham adesão pela equipe assistencial.

Os protocolos, quando bem definidos e detalhados, disseminados e implementados, contribuem para que a assistência transcorra contemplando todas as etapas fundamentais para o melhor desfecho. Isso significa que o que está posto como melhor prática, certamente, o paciente elegível será prestigiado na sua jornada hospitalar.

Muitos resistem à necessidade de se padronizar trajetórias assistenciais, considerando, assim, o engessamento do saber médico. Entretanto, é importante talvez lembrar o melhor saber médico, e isso não significa banir a autonomia do profissional em atendimento, mas, sim, trabalhar os riscos clínico/assistenciais em busca dos melhores resultados em ambientes com tantos perigos e agentes ofensores.

Para iniciar um processo de definição de protocolos clínicos e/ou linhas de cuidado, vale escolher uma única patologia, por exemplo, aquela de maior prevalência no serviço ou, mesmo, aquela que tenha equipes de especialidades mais engajadas, assim o marketing da evolução dos desfechos será positivo e a governança vai ganhando credibilidade.

Para que a padronização tenha um melhor aceite e engajamento, suponhamos que seja de uma determinada patologia, como fratura de fêmur ou, mesmo, cirurgia bariátrica. A definição da melhor prática, ou seja, padronização do pacote assistencial, deve ser realizada junto às equipes, mesmo sendo corpo clínico aberto e equipes comercialmente concorrentes, mas um mínimo de padronização certamente será consenso. Daí, aparecem as primeiras iniciativas de padronização e possivelmente já será possível, ao longo do tempo, avaliar algum desfecho.

Começar por uma especialidade, ou por um departamento, ou por uma patologia serve como um piloto para entendimento de como proceder em todo o processo.

Padronizar, ou seja, eleger protocolos de atendimento, pacotes de manejo clínico, é um ato no qual se avalia a capacidade de liderança da governança. Não sejamos ingênuos aqui em achar que se escreve um protocolo clínico, dispara e-mails e espera-se que todos trabalhem dentro desse formato. Definir os padrões, os protocolos e pacotes de manejo clínico é uma etapa do planejamento que o líder deve construir junto aos profissionais e o objetivo de se padronizar é diminuir o máximo possível a variabilidade. Sem a redução da variabilidade, não há maneira de se estabelecer sistemas de medição globais de desfecho.

5.5 Eventos adversos em saúde

Desde 2013, a RDC 36 torna obrigatório que hospitais tenham um Núcleo de Segurança do Paciente (NSP) e, dentre tantas outras tarefas, identifiquem, tratem e notifiquem eventos adversos em saúde.

Ter conhecimento da totalidade dos eventos adversos nos hospitais é um grande desafio. Embora a RDC 36, de 2013, tenha trazido benefícios ao longo desses 10 anos, alguns fatores dificultam a identificação dos eventos ocorridos ou quase eventos. Podemos citar alguns:

- A cultura punitiva das organizações e de a sociedade como um todo contribui para que os profissionais se protejam, tentando esconder os eventos adversos
- Falta de estratégias ou gatilhos que disparem a investigação na suspeita de eventos adversos, como aumento do tempo de internação, solicitação de tomografia computadorizada de crânio, sem relação com a terapêutica, prescrição de antagonistas de benzodiazepínicos etc.

Os eventos adversos são fortemente contribuintes para mudar desfechos clínicos e devem sempre ser considerados, quando houver desfechos clínicos desfavoráveis.

Vale ressaltar que evento adverso em saúde é um erro. Tratar eventos adversos exige capacitação, técnica, cultura justa e acolhimento de segundas vítimas.

É importante desconstruir uma cultura de que eventos adversos só acontecem em hospitais públicos ou que acontecem exclusivamente sob a assistência de enfermagem, qualquer profissional da saúde pode cometer falhas, certamente já cometeu falhas e provavelmente ainda cometerá muitas falhas.

Diante disso, assumir e aceitar essa verdade fortalece a adesão aos protocolos de segurança, visto que todos são passíveis de falha.

Profissionais da saúde não são heróis, não são deuses, não estão trabalhando por generosidade. É preciso sempre lembrar que são humanos e devem ter responsabilidade para cada conduta tomada, sem, contudo, esquecer que ele tem grande chance de falhar e, por isso, dependem intensamente dos protocolos de segurança para obter os melhores resultados assistenciais.

A governança do cuidado deve estar totalmente alinhada ao NSP, conhecendo falhas comuns e contribuindo fortemente nas análises de causas raízes de eventos adversos.

6

Sistemas de medição e indicadores

O indicador trabalha para o gestor, não é o gestor que trabalha para o indicador.

Falar de sistemas de medição é falar sobre dados, números, estatísticas e indicadores. Cada um deles tem sua importância, mas são diferentes.

"Não se gerencia o que não se mede, não se mede o que não se define, não se define o que não se entende, e não há sucesso no que não se gerencia" (William Edwards Deming, 1950, s/p).

O que Deming já sabia, em 1950, cabe para tudo que foi dito até este momento. Não há como gerenciar desfechos da assistência sem dados e indicadores. Não há como medir algo que não está definido, não está padronizado, onde existe muita variabilidade. Não há o que padronizar sem o conhecimento, sem a evidência científica. Não há sucesso na governança do cuidado, se não houver gerenciamento por meio de padrões, com base em evidências científicas e monitorado por meio de dados e indicadores.

Vale lembrar da importância da padronização de processos assistenciais. Sem redução da variabilidade, não há como estabelecer processos de medição robustos e confiáveis. E consequentemente sem medir, não há como controlar e melhorar.

A governança do cuidado, quando perguntada sobre a qualidade do serviço de saúde oferecido, deve ter respostas de um gestor e nunca percepções isoladas. Como já foi dito, não é opinião, é evidência. Aquele que gerencia mostra indicadores e dados, não responde simplesmente "os pacientes gostam", ou "o serviço aqui é muito bom, os profissionais são experientes", ou "no geral, a assistência é muito boa". Isso é muito pouco e é um tanto amador para quem está em busca de estabelecer o processo de governança do cuidado.

Estabelecer sistemas robustos de medição é condição indispensável para que se possa evidenciar o valor agregado na assistência, para se medir desfechos clínicos, ou seja, para se medir efetividade e eficiência clínica, que são pilares da governança do cuidado.

Alguns princípios, conforme teoria de Donald Wheeler (2001, s/p), devem ser considerados sempre que se faz o planejamento dos sistemas de medição, bem como sua análise para conclusões e tomada de decisões.

- Nenhum dado tem sentido fora de seu contexto.
- Antes de interpretar os dados, você deve ter um método de análise.
- Embora os dados contenham ruídos (introduzidos pela variação), alguns contêm sinais. Você deve filtrar o ruído.
- O propósito da análise é a compreensão.

6.1 Definição de indicadores

Muitos serviços entendem como indicadores qualquer estatística ou dado numérico de produção. Nem sempre esses dados são indicadores.

> Indicadores são características numéricas utilizadas para acompanhar o desempenho ao longo do tempo. São variáveis que medem quantitativamente as variações no comportamento dos critérios de qualidade anteriormente estabelecidos, quando já explicitados e viabilizados. (DONABEDIAN, 1981, p. 981).

Quando falamos sobre taxa de ocupação, tempo de permanência, número total de cirurgias ou atendimentos em um pronto-socorro, estamos falando de dados e estatísticas, mas não ainda de indicadores. Esses dados são muito importantes nas análises de gestão e, certamente, ajudam na tomada de decisões.

Mas o que deve ser medido?

A governança do cuidado precisa medir o desfecho clínico e experiência do paciente e danos. Apenas isso ou tudo isso. Com essas medidas, estará transitando nos pilares da governança.

Logicamente, para se chegar a essas medidas, diversos outros indicadores e estatísticas devem ser implementados para construção desses indicadores.

Algumas medidas são mandatórias, quando falamos de serviços hospitalares, elas servem para contextualizar a maioria dos indicadores e são importantes para a alta gestão. Cito algumas aqui.

- Taxa de ocupação.

- Avaliar cuidadosamente a métrica. Se usar média, avaliar a separação dos finais de semana e feriados, os quais podem contaminar o dado. Considerar estratificar em cortes, como momentos em que a ocupação ultrapassou 85%.
- Taxa de permanência em dias.
- Aqui, vale estratificação por especialidade ou, mesmo, por linha de cuidado, por grau de dependência etc.
- Número de atendimentos em pronto-socorro.
- Olhar sempre uma linha estratificada por horários, avaliando horários de pico no decorrer do período.
- Mortalidade institucional.
- Para cada unidade de cuidado, especialidade e mesmo faixa etária, é importante olhar apurado sobre esse dado.
- Taxa de infecção.
- Estratificar por área, patologia, por cirurgia limpa, por segmento etc.
- Satisfação do paciente.

Poderia dar aqui uma lista enorme de dados, mas inicialmente o que se encontra nas instituições são esses e, de certa maneira, eles ajudam a contextualizar algumas análises.

Para que o dado seja de fato um indicador, o dado deve estar contextualizado, ou seja, um dado dentro de um universo específico e que se mostre como uma taxa. Dados soltos como dez óbitos na UTI ou duas lesões por pressão não são indicadores, para que sejam, é importante contextualizar: quantos óbitos em um contexto de quantas saídas da UTI e sem avaliação da mortalidade predita? Quantas lesões por pressão em um contexto de quantos pacientes com risco de desenvolvimento de lesão por pressão?

O indicador é uma taxa. Para clarificar isso, continuemos no exemplo da lesão por pressão. Em uma operação matemática simples de divisão, coloca-se o dado no dominador e o contexto no denominador. O resultado multiplica-se por 100 e temos o resultado do indicador expresso por uma taxa. É condição *sine qua non* que em uma oportunidade de *benchmarking* ou, mesmo, a avaliação do próprio serviço, ao longo do tempo, as comparações sejam feitas por meio de taxas, assim serão considerados os contextos.

No exemplo supracitado, ainda é possível fortalecer o contexto e estratificar o dado de risco, ou seja, a pergunta seria quantas lesões por pressão foram desenvolvidas em pacientes com baixo, médio e alto risco para lesão por pressão? Certamente, esse dado responde a muitas outras perguntas, considerando maior tolerabilidade de desenvolvimento de lesão por pressão em pacientes de alto risco do que em pacientes de baixo risco de lesão por pressão.

Dados como média, mediana de produção e de horários de pico são importantes nas análises dos resultados dos indicadores, mas também não são indicadores.

Trabalhar com média ou mediana nem sempre atende às necessidades de entendimento dos serviços. Quando um gestor avalia a implementação de um sistema de medição, ele precisa estudar, dentre inúmeras possibilidades, qual vai trazer o entendimento do comportamento do processo, qual será possível coletar e qual, de fato, vai responder às perguntas sobre o processo em questão.

Se estamos falando da conformidade relacionada à classificação de risco do pronto-socorro, por exemplo, um relatório com a média de tempo de atendimento dos pacientes classificados com determinada classificação e, diante desse dado, comparar com o tempo meta não é suficiente. Transformar esse dado em mediana melhora, mas ainda não traduz a realidade do processo de classificação de risco.

Pensemos na fragilidade da análise da média. Ela pode não mostrar resultados que, de fato, mostram-se ofensores para o melhor resultado do processo, ou seja, se uma gama de pacientes for atendida em até dois ou três minutos, esses certamente anularão, no sistema de medição média, aqueles que forem atendidos, por exemplo, 30 ou 40 minutos, fora do tempo meta de até 10 minutos. No olhar global da média de tempo de atendimento, pode aparecer um resultado que mostra um tempo de atendimento dentro da conformidade, no entanto, pode estar mascarando problemas que se não forem detectados não serão tratados.

Para avaliar conformidade de alguns processos, é importante estabelecer sistemas de medição que seja possível observar não somente a conformidade, mas principalmente a não conformidade.

Ainda neste exemplo da classificação de risco, a melhor maneira de se medir é estratificar a medição por faixas. Pensemos, ainda, nos pacientes classificados para atendimento em até dez minutos, que recebem identificações na cor amarela. A pergunta é qual é a representatividade dos pacientes classificados em amarelos que foram atendidos em até dez minutos? Aqueles que não foram atendidos em até dez minutos, separemos em mais duas faixas, até 20 minutos e em acima de 21 minutos. A análise deve se concentrar nas causas e na porcentagem desses que saíram da conformidade. Certamente, a média não mostraria esses casos e eles são merecedores de tratativas para ciclos de melhoria. Trabalhar com a taxa de conformidade é trabalhar com indicador, ou seja, contextualizando o tempo de atendimento.

6.2 Protocolos clínicos

Ter protocolos clínicos gerenciados é uma das estratégias da governança do cuidado. Estabelecer o processo de medição, indicadores e demais dados é uma das etapas do gerenciamento.

Cada processo terapêutico tem sua particularidade, tem o que se considera sucesso, melhor resultado ou desfecho esperado. Também, é válido medir danos relacionados a riscos, logicamente dentro da especificidade de cada processo terapêutico.

Mas, focando em desfecho, a definição do indicador está totalmente relacionada ao propósito da terapêutica, considerando o detalhamento dos riscos de danos e o que importa para o paciente. É o olhar técnico, ou seja, o que é o resultado para a equipe assistencial, e o olhar do paciente.

Se considerarmos inicialmente uma cirurgia, por exemplo, a cirurgia para de osteossíntese de fêmur, o desfecho favorável seria a consolidação óssea ou reestabelecimento funcional, em até determinado tempo (efetividade clínica a longo prazo), ou alta hospitalar com paciente andando com auxílio de andador em 4 ou 5 dias (efetividade a curto prazo).

As ocorrências de complicações, tratadas por meio reoperações ou por tratamentos não cirúrgicos, como necrose avascular da cabeça do fêmur (NACF) ou ausência de consolidação associado à falha da síntese, são medidas de desfecho relacionadas aos riscos clínicos e são medidas relacionadas à eficiência clínica. Ou seja, quanto custou a osteossíntese de fêmur com complicações? A avaliação do desfecho deve considerar se as complicações eram evitáveis, ou seja, se os protocolos podem ser melhorados, ou se a adesão aos protocolos já institucionalizados deve ser fortalecida, ou se condições do paciente contribuíram para o desfecho, ou, ainda, todas as citações contribuíram para o desfecho desfavorável. Quais os indicadores que devem ser coletados para responder a essas perguntas?

Lembrando sempre que a governança deve ter o olhar mais global, olhar todas as cirurgias de osteossíntese de fêmur realizadas, qual a representatividade de desfechos favoráveis e, separadamente, avaliar desfechos desfavoráveis junto às equipes.

Vale aqui também refletir como definir cuidadosamente o contexto, ou seja, o dado que vai no denominador dessa conta. Já que estamos falando de pacientes submetidos à cirurgia de osteossíntese de fêmur (que é o denominador), avaliar estratificar por faixas de risco, que podem ser idade, comorbidades, estado nutricional etc.

Além da consolidação óssea em determinado tempo, avaliar o custo, tanto monetário quanto o custo relacionado à qualidade de vida do paciente, atenderá ao pilar de eficiência clínica.

Não são números soltos, são taxas, ou seja, são indicadores, que aqui poderiam ser:

- Taxa de consolidação óssea em até X dias.
- Taxa de reoperação não planejada.
- Taxa de NACF.
- Avaliação da experiência do paciente (pesquisa estruturada).

Lembrando que o denominador aqui é sempre o número de pacientes operados ou número de pacientes operados estratificados com determinado risco.

Ainda usando o exemplo supracitado, a osteossíntese de fêmur, são diversas as estratégias de coleta de dados e elaboração de indicadores que devem ser construídos. Ainda que nesse caso não citamos as complicações decorrentes dos riscos inerentes da internação hospitalar e exposição cirúrgica como infecção, flebite, lesão por pressão, falhas de administração de medicamentos etc. Aqui, estamos focando no desfecho do tratamento do problema ativo.

Tomemos outro exemplo, mas, dessa vez, um exemplo clínico, como insuficiência cardíaca.

Pacientes internados por essa patologia, dependendo da gravidade e da evolução da doença, determinado manejo clínico será oferecido. Ao final da jornada, o resultado, ou seja, o desfecho clínico/assistencial favorável, pode ser:

- Tempo de descongestão em X dias.
- Tempo de intervalo entre internações relacionado à estagnação terapêutica menor que X dias.

Para clarificar qual será o indicador que vai medir a efetividade e a eficiência clínica, é importante perguntar para aqueles que são os donos do processo, ou seja, os chefes das especialidades, qual é o propósito da terapêutica, da internação, da cirurgia? A resposta é o que deve ser medido. Claro que, associado a isso, avaliar custos (valor de conta hospitalar e custos de qualidade de vida para o paciente ou, mesmo, custos de sinistralidade em um período alargado a internação).

Falando agora mais especificamente de custos, é importante avaliar o período alargado, expandindo o olhar para além da alta hospitalar. Às vezes, decisões consideradas de menor custo corroboram em reinternações e custos no pós-hospitalar, que, ao final da jornada, a economia não se mostra como um benefício.

O grande ganho desse olhar global, e não avaliar pontualmente, é o aprendizado coletivo, sem expor profissionais ou pacientes. A análise dos desfechos desfavoráveis, quando contextualizada, suportada por ferramentas de causas raízes e com uma liderança que direcione à análise para a busca de causas e soluções e nunca de culpados, certamente estabelecerá ciclos de melhoria e o aprendizado de forma coletiva.

Olhando para outros protocolos clínicos, podemos notar que não existe uma fórmula pronta, cada protocolo tem sua particularidade do que deve ser medido e como será contextualizado para que se transforme em um indicador de desfecho.

Sigamos com o protocolo de dor torácica, tão comum em hospitais que têm pronto-socorro. Ao invés de medir a média de tempo de porta/balão de determinado mês ou trimestre, é importante avaliar qual a representatividade de pacientes do protocolo de dor torácica foi assistida em conformidade no tempo entre a porta/balão. Essa é a melhor avaliação de efetividade do protocolo. Ela deve ser medida logicamente até para que se avalie se o protocolo está sendo seguido, se a maneira que foi estabelecida atende às necessidades para alcance dos melhores resultados, mas ainda não é somente isso.

Citemos o protocolo de sepse. No gerenciamento desse protocolo, é importante saber quantos protocolos foram abertos, todos os marcadores (tempo de coleta e resultado de lactato, tempo de avaliação do lactato, tempo de administração do antimicrobiano, tempo administração de volume, quando aplicável, tempo de disponibilização e transferência para terapia intensiva quando aplicável e desfecho). Isso é praxe, quando a maioria das organizações mostra o gerenciamento do protocolo de sepse.

Medir e avaliar toda essa jornada são fundamentais e medem o andamento do processo e é possível medir o resultado do protocolo em questão, mas não é possível avaliar se a organização é de excelência no atendimento da patologia em questão. Nesse modelo, não estão sendo contemplados os riscos de falha na detecção de elegibilidade da patologia.

Isso posto, perguntemos: quanto tempo entre a primeira deterioração clínica e a abertura do protocolo de sepse? Ou seja, houve demora na identificação da deterioração clínica. Observe que ainda estou considerando os protocolos abertos.

Seguindo, quantos protocolos não foram abertos em uma primeira avaliação e, posteriormente, em um segundo acionamento da equipe de socorro interno, foram, então, abertos? E quais os desfechos?

E a grande pergunta que deve ser a grande preocupação, tanto da equipe de controle de infecção, como da governança do cuidado, é quantos pacientes eram elegíveis para o protocolo de sepse e não foram prestigiados com o pacote de cuidados de forma precoce, estruturada e com monitoramento da evolução?

O desafio é estabelecer como identificar esses casos para poder medi-los. Logicamente, é de extrema importância conhecer, medir e gerenciar os marcadores dos protocolos clínicos, mas ampliar o olhar para saber se o protocolo, de fato, alcança a todos aqueles que merecem é ainda mais importante. Não adianta ter apresentações brilhantes de resultados dos protocolos clínicos, com conformidade quase que na totalidade dos marcadores e os pacientes elegíveis não terem acesso a toda essa excelência.

Estabelecer o que medir e como medir é fundamental. A governança do cuidado tem sempre que ter um olhar crítico e sistêmico, no qual sempre se avalia se o sistema de medição está alcançando responder a todas as perguntas. O exemplo da sepse é o melhor para esta reflexão. Todos os dias, quantos pacientes são admitidos em UTIs ou, mesmo, iniciam antibioticoterapia sem, contudo, estarem prestigiados no protocolo de sepse.

O risco de falha de diagnóstico ou de detecção de deterioração clínica deve estar gerenciado em todas as unidades e especialidades. As barreiras para esse risco são os gatilhos para investigação e monitoramento. Aceitar dados excelentes e não se intrigar com causas de óbitos dos achados de diversas auditorias é desculpa para não fazer gestão das fragilidades relacionadas à detecção da deterioração clínica, que acontece debaixo dos olhos de muitos profissionais da saúde que banalizaram a infecção, não mais caracterizando-a como um dano evitável ou potencialmente evitável.

Medir esse tipo de evento depende da conscientização das pessoas em notificar essas ocorrências, de definir gatilhos para que se possa rastrear esses pacientes e identificar essas falhas para posteriores tratativas junto à assistência.

6.3 Mortalidade

O resultado da mortalidade das organizações também deve ser prestigiado com toda reflexão que tivemos até o momento. O índice de mortalidade solto, sem contextualização, não diz muita coisa.

A mortalidade, seja institucional ou por unidade de cuidados, deve ser contextualizada no perfil de risco clínico da população.

Não se deve comprar mortalidades entre serviços, nem, tampouco, entre períodos distintos de um mesmo serviço. Se assim for feito, a comparação não está contextualizando o dado. Cada período tem um perfil de população e um risco clínico associado. Vimos isso muito claramente na pandemia da Covid-19. O perfil de população internada em hospitais mudou consideravelmente. Alguns hospitais de operadoras dedicadas para clientes idosos certamente teriam resultados mais desfavoráveis de mortalidade que hospitais de atendimento generalizado. Isso acontece por conta do contexto.

Atualmente, a melhor prática para contextualizar esse resultado é avaliar a predição de mortalidade, ou seja, analisar o risco de mortalidade predito e comparar com a mortalidade ocorrida.

Essa prática tem sido bastante usada para avaliação de desfechos de unidades de terapias intensivas (UTIs). Dependendo da especialidade da UTI, usa-se um *score* de predição de mortalidade para aquele perfil e compara-se com o resultado obtido ao final de determinado período. Dessa forma, a mortalidade não está sendo analisada de forma solta, está contextualizada no risco e, então, é um indicador.

A mortalidade deve ser analisada por unidades de atendimento, por tipo de atendimento (cirúrgico ou clínico), especialmente no processo materno infantil, por especialidade e qualquer outra estratificação que a governança do cuidado considerar importante para melhor entender o processo assistencial.

6.4 Experiência do paciente

A experiência do paciente é uma medida que não necessariamente é coerente com as análises de desfecho realizadas pela equipe. Não é raro analisarmos uma jornada ruim, com eventos adversos, infecção, reoperação não planejada, e nos surpreendermos com uma avaliação de experiência positiva. O contrário também é verdadeiro, às vezes, todos os protocolos foram seguidos, custo baixo, alta em tempo planejado e, no entanto, o paciente relata uma experiência desagradável.

O fato é que o olhar do paciente não é técnico, está mais relacionado a hospitalidade, respeito, compaixão e acolhimento. Mas um ponto deve ser considerado. O paciente sempre relata melhores experiências quando a comunicação é efetiva, compassiva e objetiva.

Ter a participação do paciente no plano terapêutico, conhecendo riscos e entendendo a jornada, contribui para boas experiências mesmo em situações em que o olhar técnico é mais crítico e detecta falhas ou oportunidades de melhoria.

Isso posto, para se medir a experiência, é importante que o paciente possa se manifestar. Algumas organizações optam pela pergunta que é considerada padrão ouro, com relação à indicação do serviço ou ao processo para alguém da família ou amigos. Essa pergunta está bastante relacionada à experiência, ela compila toda jornada em um único objeto e o paciente responde, também, de forma global.

Existem, ainda, mais pesquisas no mercado que estratificam as perguntas para avaliar a comunicação, as solicitações atendidas e a qualidade de vida após a jornada.

Monitorar a experiência do paciente é importante para que se identifique fragilidades e a governança possa atuar sobre o tema.

Junto à equipe da qualidade, a organização deve definir de que maneira vai medir a experiência do paciente. A estratégia de medir não precisa ser única para a totalidade dos atendimentos, pode-se considerar a customização dela para cada público, para cada perfil de paciente, mas o importante é que ela seja estruturada para que seja possível avaliar se o paciente realmente esteve no centro do cuidado e considerando valores como respeito, dignidade, autonomia.

É sempre recomendável ter equipes especializadas para a elaboração dessa estratégia de coleta desse dado. Alguns serviços chegam a estabelecer departamentos de comunicação para que a pesquisa, entrevista, observação, enfim, qualquer que seja a estratégia de coleta do dado, seja estruturada e mensure, de fato, a experiência como um todo.

6.5 Análise dos indicadores

Indicador indica. Não é mais uma frase solta, é isso mesmo, o indicador é feito para indicar, para mostrar o comportamento de uma parte do processo ou do processo como um todo.

Isso tem que ser dito, pois existe uma grande distorção sobre a análise dos indicadores ou a análise dos resultados dos processos.

Ao final de cada período, equipes que trabalham na gestão de processos, como é o caso da governança do cuidado, compilam os dados do período e transformam tudo isso em indicadores. O período depende do indicador, alguns mensais, outros trimestrais, outros semestrais e anuais.

A partir desse fechamento, é possível já ver o resultado que o indicador indica. O indicador indica o resultado do processo que está sendo medido.

Até aqui, parece óbvio, mas aí que começam as angústias daqueles que estão envolvidos nos processos. Às vezes, tem-se a impressão de que as pessoas que vão realizar as análises dos resultados indicados pelos indicadores sentem-se acusadas pelos indicadores, devido aos resultados desfavoráveis.

É comum encontrar análises de indicadores com justificativas para o resultado obtido. Como se o resultado já não estivesse contextualizado. Por exemplo, aumentou a taxa de lesão por pressão. Na análise, simples, sucinta e, podemos dizer, dispensável, o analista escreve: "mas esse mês os pacientes eram graves, usavam drogas vasoativas, eram pacientes debilitados e foram muito mais admissões que o mês passado etc.". Vejamos que essa análise não agrega nenhum valor ao processo.

Se já temos um indicador, o dado já está contextualizado, melhor ainda, se estiver estratificado pelo risco. A análise deve ater-se a encontrar as causas raízes para os resultados desfavoráveis.

Gestores, por vezes despreparados para analisar indicadores ou pressionados por outros gestores também despreparados para conduzir a gestão por resultados, acabam se colocando como reféns dos indicadores.

Observemos em nosso dia a dia se isso não é uma verdade. Gestores tentando desconstruir a verdade que o indicador está indicando, tentando se justificar, como se o indicador estivesse errado.

O problema não é o indicador, o problema é o processo. Se o indicador mostra um resultado ruim, o gestor e a equipe devem olhar para o processo.

O indicador trabalha para o gestor, não é o gestor que trabalha para o indicador.

Essa frase diz muita coisa. Se o gestor ficar refém do indicador, ele nunca vai melhorar o processo, e o resultado não muda. Se o indicador está indicando um resultado, ele fez a parte dele e trabalhou para o gestor. Cabe ao gestor analisar o processo, conhecer as causas que deram origem aos problemas indicados.

A identificação da causa raiz é fundamental para a elaboração do plano de ação para o problema. Se não houver uma reflexão madura, estruturada e qualificada das causas que contribuíram para o desfecho que não era o esperado, nem se precisa de indicador, pois ele não tem nenhuma serventia.

Para identificar a causa ou as causas raízes, é preciso usar ferramentas de qualidade adequadas para a equipe que vai analisar e para o processo. Existem diversas ferramentas, o importante é escolher uma simples, mas efetiva.

A análise deve focar no processo, claro que pessoas participam do processo, mas o importante é que quem lidera essa análise não se atenha a encontrar culpados, equipe culpadas, mas, sim, o que, de fato, levou essa ou aquela equipe a ter uma conduta errada ou o que houve no processo que levou a falta de determinado insumo que contribui para o resultado desfavorável.

A análise de indicadores assistenciais deve ser realizada com a equipe assistencial. Ou seja, aquele que participa do processo deve estar presente para poder trazer o máximo de realidade para cada causa que seja levantada, em um *brainstorming*.

Análise de indicadores feita exclusivamente pelo gestor, sem participação da equipe, na pressa de entregar o conteúdo para a equipe da qualidade, geralmente são pobres e não agregam valor ao ciclo de melhoria.

Para que a análise desses indicadores seja robusta, a organização também precisa rever paradigmas. As pessoas que trabalham no processo não podem ser pressionadas para alcance de metas que são inalcançáveis ou, mesmo, serem punidas, quando não conseguem mostrar resultados toleráveis. As análises devem ser verdadeiras para que o exercício do aprendizado e a tolerância também sejam estudados na organização.

Essa postura de punir, demitir equipes inteiras, expor equipes em fóruns para mostrar resultados desfavoráveis e serem arguidos para justificar o resultado pode ter efeitos colaterais, segundo Donald Wheeler (2001, p. 21-22):

- Podem trabalhar para melhorar o sistema ou processo.
- Podem trabalhar para distorcer o sistema.
- Podem trabalhar para distorcer os dados, os resultados.

Para que as pessoas optem pela primeira opção, é condição indispensável que se crie sempre um ambiente criativo, liberdade de manifestação de causas e fomento da melhoria contínua.

Isso vale para as análises de desfechos. Na análise de resultados desfavoráveis, o importante é entender as causas para encontrar as soluções.

Citemos um exemplo que pode refletir pontualmente essa visão sobre a relação com o indicador.

Muitos indicadores são monitorados no processo de transplante no Brasil. Citemos como exemplo um dos indicadores dos transplantes de fígado. Conforme o resultado do indicador, será o custeio do programa de transplantes do serviço. Para o transplante de fígado, o indicador é o tempo de sobrevida para pacientes com MELD>26 (*Model for End-Stage Liver Disease*), quanto maior, melhor. Ocorre que pacientes mais graves certamente têm risco maior de ter sobrevida menor. Diante disso, existe o risco de as equipes contraindicarem o transplante para pacientes mais graves para que o indicador se mantenha em índices toleráveis. Isso é trabalhar para o indicador, e não para o processo. E isso também é um exemplo de definição de um indicador que tem riscos de mudança do sistema para atender o indicador, como citado anteriormente.

Outro exemplo. Infecção de cirurgia limpa. A taxa desse tipo de infecção é estratificada por equipes e, muitas vezes, o monitoramento desse indicador depende da notificação do cirurgião. Apesar das diversas estratégias de detecção desse tipo de ocorrência, a dependência da notificação ou confirmação do cirurgião é grande. Entretanto, se o cirurgião confirmar, ele pode ter o resultado do seu indicador de infecção fora da tolerabilidade, isso pode causar problemas com contratos, danos na imagem da equipe ou, mesmo, problemas judiciais. Diante disso, é comum encontrar a resistência do cirurgião ou da equipe em notificar e aceitar o dado que o indicador está indicando. Ficar justificando o uso do antimicrobiano por conta de outras patologias ou, mesmo, outras justificativas é ficar trabalhando para o indicador, e não para o processo. O melhor a fazer é sempre rever o processo para reduzir os índices de infecção.

Logicamente que nesse último exemplo vale salientar que os riscos de exposição de resultados e desfechos desfavoráveis é um risco que deve ser tratado cuidadosamente pela governança do cuidado para que se ganhe a confiança das equipes em abrir seus resultados de forma segura. Isso também vale para todo e qualquer evento adverso. Ter discrição e confidencialidade é fundamental para ganhar a confiança das equipes e trabalhar com transparência nos resultados.

Rotular pessoas com resultados ruins não resolve nada. É importante analisar se a pessoa não adere ao processo, ou ela desconhece todas as etapas, ou a sobrecarga faz com ela pule etapas para concluir o trabalho, ou ela é negligente a ponto de decidir correr riscos.

A última opção, apesar de um pouco assustadora, não é comum. Profissionais da saúde geralmente têm um propósito bem definido para terem entrado na área assistencial. Mas se ainda, sim, essa for a causa raiz, essa pessoa não deve mais compor a equipe. Só vale lembrar que se essa for de fato a causa raiz e um determinado profissional, com seu comportamento negligente foi a causa do resultado desfavorável foi desligado, entenda que o resultado deve melhorar.

Sempre que se faz análises críticas de resultados de indicadores, é importante o gestor avaliar ao longo do tempo e comparar as causas levantas e o comportamento do processo. Se a causa foi removida, mas o resultado ainda é desfavorável, não foi, então, identificada a causa raiz. Avaliar a eficácia dessas análises é uma tarefa dos gestores, quando recebem as análises feitas pelo nível tático de gestão, e devem cobrar para a consistência do que foi identificado e resolvido e o que não foi, então, identificado com sucesso.

6.6 Transparência com resultados assistenciais

Divulgar os resultados assistenciais nas organizações é uma boa prática atualmente. Isso fortalece o entendimento do propósito, as pessoas sentem-se parte dos resultados e conhecem mais sobre a própria empresa.

Organizar apresentações estruturadas, como fóruns de desfecho nos quais equipes apresentam seus resultados, fortalece o *marketing* interno e fomenta um ambiente criativo e participativo, trazendo ideias e provocações para metas cada vez mais desafiadoras.

As equipes, principalmente dos níveis operacionais, têm dificuldade de entender seu papel no resultado, no desfecho, no quanto de vidas foram salvas, na qualidade de vida a longo prazo, no número de eventos adversos evitados, na redução da mortalidade infantil por meio do incentivo a amamentação, na redução da desnutrição intra-hospitalar com a redução do tempo de jejum prolongado etc.

A operação geralmente é solicitada unicamente para discutir resultados desfavoráveis, e é importante que participem das discussões dos problemas e das fragilidades, mas é importante também que tenham a oportunidade de se enxergarem nos processos de sucesso.

Na oportunidade de realização de avaliação para acreditação, peço licença para falar em primeira pessoa e trazer uma experiência. Vi uma empresa que conseguiu estabelecer um ciclo de melhoria no processo protocolo de dor torácica. O processo tinha um tempo alargado de porta balão e, na análise de causa raiz, foi identificado que havia uma falta de priorização por parte do maqueiro, que fazia o transporte, parte da equipe de transporte desse paciente da sala de choque para a hemodinâmica.

Nas reuniões de análise de causa raiz, o maqueiro participou e sugeriu um rádio, e a cada chamado do protocolo, tinha um código específico para que ele soubesse que teria que dar prioridade, levando em conta que ele também transferia pacientes do centro cirúrgico.

O resultado melhorou nos meses seguintes, chegando, então, dentro das margens de tolerância.

Ao visitar o pronto-socorro, tive a oportunidade de conhecer o maqueiro que teve a grande ideia do código de priorização. Perguntei o nome dele e qual era a função dele ali, até então, sem saber que era ele o tal maqueiro. Imediatamente, ele me respondeu seu nome, falou "aqui sou maqueiro, trabalho no processo porta/balão e já salvei sete vidas nesse ano".

Vejamos que o que falamos sobre a importância da participação dos envolvidos no processo de análise de causas raízes, vejamos também quanto valor foi atribuído à função dessa pessoa no trabalho, quanto orgulho e propósito na função. Isso aconteceu porque ele se viu fazendo parte de um processo complexo que salva vidas. Claro que a função de maqueiro tem sua importância, mas é difícil que um colaborador da operação consiga ver o impacto do seu trabalho, sem que os donos dos processos, os gestores, estejam dispostos a dividir com eles as vitórias, os resultados favoráveis, inclusive.

Realizar apresentações, fóruns e reuniões com a presença de pessoas da operação é trazê-los para o brinde do "conseguimos". O líder faz isso.

Com relação aos resultados fora das metas ou realmente desfavoráveis, é preciso cautela, mas, ainda assim, devem ser discutidos. Não quer dizer que não devam ser apresentados, mas sem, contudo, expor pessoas ou equipes.

Mostrar resultados desfavoráveis da cirurgia bariátrica certamente vai expor equipes, esse dado deve ser discutido em fóruns menores, junto às equipes unicamente para identificação de causas e estabelecimento dos ciclos de melhoria.

Resultados desfavoráveis de infecção hospitalar, pneumonia associada à ventilação mecânica e infecção de corrente sanguínea já são resultados desfavoráveis, mas são institucionais, afetam a praticamente todos. Esses podem e devem ser discutidos em fóruns institucionais em busca de soluções.

6.1.1 Disclosure

O termo *disclosure* significa divulgação ou revelação. Trata-se de um protocolo a ser adotado pela instituição que preza pela segurança do paciente, visando partilhar com os pacientes e familiares a ocorrência de um erro no cuidado à saúde. Realizar *disclosure* é contar que houve uma falha, um erro.

A prática do *disclosure* não é simples. Exige muita maturidade da organização e uma governança do cuidado que oriente e suporte uma equipe para executá-lo em uma oportunidade.

Vale lembrar que o segredo com relação ao evento adverso é ilícito. Diante disso, o serviço e a governança do cuidado devem ter em seu planejamento a capacitação para condução da prática do *disclosure*.

Para implementar a prática do *disclosure*, é importante ter uma equipe multidisciplinar para planejar o processo, dar suporte para o paciente/família e para as segundas vítimas dos eventos. A maneira como se abre a verdade, em que momento, como se portar, que perguntas responder e, principalmente, o que não se deve falar, deve ser estudada e padronizada para que se tenha uma experiência minimamente favorável nessas situações. Eventos adversos acontecem todos os dias nos hospitais, é importante estar preparado para saber como proceder na comunicação dessas situações.

A prática de *disclosure* não é simples, exige que a organização tenha muita maturidade com relação à análise e à investigação de eventos adversos, cultura justa sólida e muito, muito, preparo para esse processo.

Uma sessão de *disclosure* deve ser antecedida de planejamento, no qual uma equipe multidisciplinar composta por profissionais de comunicação, psicólogos e até o jurídico devem orientar aquele que vai liderar a comunicação. Não é recomendado que as segundas vítimas dos eventos adversos participem desse momento, entretanto, algumas vezes, eles fazem questão de participar com o intuito de se libertarem da culpa que fatalmente carregam consigo.

A sessão de *disclosure* nada mais é que a revelação e um pedido de desculpas, o qual aquele que recebe a notícia pode ou não a aceitar.

Não cabe nesse momento tentativas de justificar o erro ou, mesmo, amenizar responsabilidades, o importante é ser compassivo e mostrar, também, o sentimento de solidariedade e tristeza pelo ocorrido. Esse tipo de sessão não deve ter pressa e deve ter o tempo que a família precisa até absorver o que houve, sem interrupções como celulares tocando ou entra e sai de pessoas na sala.

Após a sessão de *disclosure*, a equipe vai se perceber esgotada, constrangida e abalada. Em um outro momento, é importante uma nova reunião, dessa vez, somente a equipe, para que se avalie todas as lições aprendidas, tudo que foi ouvido da família deve ser valorizado para que seja material de aprendizado e para que se estabeleça ciclos de melhoria nos processos assistenciais.

O fato de se ter um processo de *disclosure* estabelecido na organização não garante que não haverá processos jurídicos contra a empresa. Entretanto, a transparência é considerada um fator atenuante e, certamente, agrega valor ao nome da organização.

7
Uso de tecnologias

Se a TI não consegue entender as necessidades do processo, não consegue aplicar metodologias ágeis, enxugar processos, fortalecer a interação para melhor permeabilidade e capilaridade de dados, ter o prontuário eletrônico serve somente para economizar papel e cuidar do meio ambiente.

Quando a alta gestão decide por implementar o processo de governança do cuidado, ela precisa ter em seu planejamento todo o *budget*, ou seja, o orçamento real do processo.

O investimento para a implementação do processo de governança do cuidado não é tão somente contratar as pessoas e comprar alguns cursos. Para que a governança do cuidado consiga ter em mãos todas as informações para detectar fragilidades, monitorar os processos assistenciais e agir são de extrema importância investir na tecnologia.

Fazer a gestão dos desfechos clínicos por meio de resultados de indicadores, analisando achados da auditoria clínica e contextualizando tudo isso em riscos, é o *modus operandi* da governança do cuidado.

Algumas organizações optam por ter o prontuário eletrônico e alguns outros *softwares* para migrar informações de laboratórios e serviços de apoio para o prontuário e, assim, entendem que já possuem tecnologia suficiente para que a governança possa fazer a gestão dos resultados assistenciais. Isso não é verdade.

A tecnologia na saúde teve muitos avanços, especialmente na pandemia com a telemedicina. Hoje, a cirurgia robótica, a inteligência artificial que, com uso de algoritmos, consegue fazer análises preditivas de condições de saúde de populações. Entretanto, há ainda tantos processos mal desenhados, com etapas repetitivas e, algumas vezes, desnecessárias que o setor da saúde não consegue melhorar.

Citemos o próprio prontuário eletrônico. Os profissionais que têm acesso a serviços que dispõem dessa tecnologia, ainda assim, têm dificuldades práticas para poder aproveitar todo o recurso que a tecnologia pode oferecer.

Observemos que profissionais que estão na assistência usam boa parte do seu tempo de trabalho alimentando o sistema (prontuário) e, muitas vezes, a mesma informação em vários campos. As informações não se interagem, os campos são separados em abas, como se fossem da forma física, e não há nenhuma ou quase nenhuma facilidade para que as informações, por exemplo, o histórico do paciente (que é o mesmo, independentemente de qual categoria profissional faça a coleta de dados), sejam coletadas uma única vez e que sirva para toda a equipe. O processo de alimentação contempla 7, 8 telas, até que o profissional salve as informações.

Isso vale para a consulta de informações. Ao acessar o prontuário eletrônico, o processo acontece da mesma maneira que aconteceria se o prontuário fosse físico, ou seja, o prontuário é passivo, sem nenhuma inteligência que facilite o acesso às informações que sempre serão consultadas. A inteligência que pode ser aplicada seria, por exemplo, as atualizações nas últimas 24 horas, gatilhos que mereçam ser observados imediatamente como resultados de exames ou deteriorações clínicas, poderiam instantaneamente aparecer na forma de *pop-up*.

Se o prontuário eletrônico é utilizado da mesma maneira que o prontuário físico será utilizado, não há inovação. Há somente consciência ecológica, que tem sua importância e valor. Mas, se ele não inovar, aqui inovar entendamos disrupção, ele será mais um problema nas mãos da governança do cuidado e nos outros processos da organização.

Devido à passividade desses sistemas, mesmo com prontuários eletrônicos, as equipes acabam tendo que criar outras ferramentas, em planilhas auxiliares, para alimentar, novamente, ocorrências dos pacientes, como queda, sepse, intercorrências que devem ser monitoradas. Para se gerar indicadores, é muito comum que as informações de prontuários sejam transcritas para outras ferramentas de forma manual.

O cenário torna-se muito mais crítico, quando falamos de riscos e das análises de predição de mortalidade ou de desfecho. Muitas equipes fazem isso paciente por paciente, avaliando *scores* em planilhas independentes e coletando informações do prontuário.

Se a organização ainda precisa estabelecer a coleta de dados para indicadores, utilizando impressos que a equipe vai sinalizando no modelo popularmente conhecido como "batalha naval", ou, mesmo, tem que transcrever manualmente informações do prontuário eletrônico para outra ferramenta, ela vai ter que investir em muito recurso humano qualificado para atingir os mesmos objetivos.

Hoje, não vemos a TI (tecnologia da informação) como uma área de apoio nas empresas, ela certamente é estratégica. **Se a TI não consegue entender as necessidades do processo, não consegue aplicar metodologias ágeis, enxugar processos, fortalecer a interação para melhor permeabilidade e capilaridade de dados, ter o prontuário eletrônico serve somente para economizar papel e cuidar do meio ambiente.**

A TI deve ter o olhar de facilitador, para que as pessoas que precisam das informações possam ter acesso de forma rápida e inteligente. Se a informação foi inserida, tem que ter um jeito de utilizá-la.

A inteligência artificial tem ganhado protagonismo nos fóruns de discussão das soluções em saúde. Profissionais de tecnologia e de estatística são muito bem-vindos em times de soluções para gestão de indicadores e de desfechos clínicos no campo da governança do cuidado. Investir nessa estratégia pode trazer resultados surpreendentes e vai desatar o nó que a maioria das equipes de governança do cuidado enfrenta ao entrar nessa jornada de implementação de sistema de medição da assistência.

Considerações finais

O envelhecimento populacional, fenômeno que tem ocorrido em escala global, o progressivo aumento na carga de doenças crônicas decorrentes do estilo de vida contemporâneo, o uso das novas tecnologias, o desperdício, entre outros fatores, têm contribuído para o aumento de gastos e os elevados custos do setor da saúde. Inovar nos formatos de remuneração da prestação dos serviços em saúde de todo o mundo é um dos caminhos mais adotados no momento.

"Todo sistema é perfeitamente desenhado para atingir os resultados que atinge" (BATALDEN, 2012, p. 5). Isso implica dizer que o modelo de remuneração que temos hoje impacta fortemente na forma como o cuidado em saúde é prestado e em seus resultados.

Atualmente, é uma missão do setor da saúde buscar alternativas para implementar medidas que levem ao real desenvolvimento sustentável do sistema de saúde no Brasil.

O modelo de pagamento por *performance* é uma das únicas estratégias que temos para garantir a sustentabilidade e, de maneira conjunta, seja possível colocar o paciente no centro da assistência, com mais qualidade e eficiência na geração de benefícios para todos os envolvidos (fontes pagadoras, prestadores e usuários/pacientes).

Essa proposta envolve a relação entre os desfechos clínicos e o investimento financeiro para atingir os melhores resultados ao paciente. Ou seja, o efeito esperado em tempo oportuno às necessidades das pessoas e dentro de uma base planejada de gastos.

É importante estar preparado para o mercado. A inovação virá, estando ou não no planejamento da organização. Estabelecer estratégias para poder medir valor em saúde é estar pronto para uma onde inevitável.

A governança, que anteriormente era clínica e agora já podemos falar do cuidado, em breve, terá mais atribuições com a velocidade das demandas do mercado, é o primeiro passo para a jornada do pagamento por *performance* tão discutido em fóruns, tão estudado e pouco implementado no Brasil.

As organizações de prestadoras de saúde que forem inovadoras e disruptivas para a mudança certamente terão vantagens nesse contexto.

A organização que conseguir ver toda jornada transformadora da prestação do serviço em saúde do pagamento *Fee for service* para *Pay for performance* como uma oportunidade, e não como uma ameaça, certamente, verá o grande benefício para todas as partes.

Referências

AGÊNCIA NACIONAL DE SAÚDE SUPLEMENTAR – ANS. Guia para Implementação de Modelos de Remuneração Baseados em Valor. **Gov.br**, [s. l.], 2019. Disponível em: https://www.gov.br/ans/pt-br/arquivos/assuntos/gestao-em-saude/projeto-modelos-de-remuneracao-baseados-em-valor/guia_modelos_remuneracao_baseados_valor.pdf. Acesso em: 10 jan. 2023.

BATALDEN, P.B.; DAVIDOFF, F. What is "quality improvement" and how can it transform healthcare? **Qual Saf Health Care**, v. 16, p. 2-3, 2007.

BLASCO, G. P. A ordem dos fatores altera o produto. Reflexões sobre educação médica e cuidados paliativos. **Educação Médica e Humanismo**, São Paulo, v. 19, ed. 2, p. 104-114, 2018. Disponível em: https://www.sciencedirect.com/science/article/pii/S1575181316301127?via%3Dihub. Acesso em: 19 jul. 2023.

CONSELHO Federal de Farmácia – **Medicamentos potencialmente perigosos**. Disponível em: https://bit.ly/2r0yBC7. Acesso em: 31 jan. 2023.

DEMING, W. E. **Qualidade**: a revolução da administração. Rio de Janeiro: Marques Saraiva, 1990.

DIAGNÓSTICOS de enfermagem da NANDA-I: definições e classificação 2018-2020. Tradução de Regina Machado Garcez; revisão técnica de Alba Lucia Bottura Leite de Barros *et al.* 11. ed. Porto Alegre: Artmed, 2018.

DONABEDIAN, A.; WHEELER, J. R. C.; WYSZEWLANSKI, L. **Quality, Cost, and Health**: An Integrative Model. Medical Care, v. XX, n. 10, p. 975-992, 1982.

HEALTH Services Circular: Clinical Governance. **Quality in the new NHS**. March, 1999. Disponível em: http://www.dh.gov.uk/prod_consum_dh/groups/dh_digitalassets/@dh/@en/documents/digitalasset/dh_4012043.pdf. Acesso em: 19 jul. 2010.

INSTITUTO BRASILEIRO DE GOVERNANÇA CORPORATIVA. **Código das melhores práticas de governança corporativa**. 5. ed. São Paulo, SP: IBGC, 2015. 108p. ISBN 978-85-99645-38-3.

MARSICO, E. F. C.; SILVA, S. E. Os desafios encontrados na Sistematização da Assistência de Enfermagem em instituições hospitalares brasileiras. **Revista Enfermagem Brasil**, [s. l.], v. 11, n. 2, p. 127-135, 2012.

RAMALHO, D. A. *et al.* Fatores que influenciam o resultado da osseossíntese na fratura do colo do fêmur em pacientes adultos jovens Factors Influencing the Outcome of Osteosynthesis in the Fracture of the Femoral Neck in Young Adult Patients. **Revista Brasileira de Ortopedia**, [s. l.], n. 54, p. 408-415, 2019.

UNIVERSITY Hospitals Bristol Clinical Audit Team – Version 3. **What is Clinical Audit?**, 2009. Disponível em: https://www.uhbristol.nhs.uk/files/nhs-ubht/1%20What%20is%20Clinical%20Audit%20v3.pdf. Acesso em: 19 jul. 2023.

WHEELER, J. D. **Entendendo a variação**. A chave para administrar o caos. Rio de Janeiro: Qualitymark, 2001. p. 17-30.